精神看護の看護過程

編著 **水野 恵理子**
淑徳大学看護栄養学部看護学科教授

岩﨑 みすず
飯田女子短期大学看護学科教授

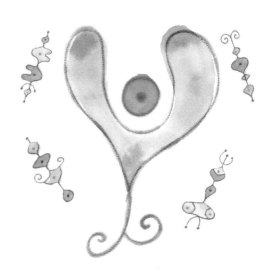

サイオ出版

編著

水野恵理子　淑徳大学看護栄養学部看護学科教授
岩﨑みすず　飯田女子短期大学看護学科教授

執筆者（執筆順）

水野恵理子　前掲
坂井　郁恵　山梨大学医学部看護学科教授
宮田　知子　山梨大学医学部看護学科助教
綿貫　成明　国立看護大学校看護学部教授
大竹恵理子　国立看護大学校看護学部准教授
渡辺　尚子　東邦大学健康科学部看護学科教授
髙橋たか子　長野県立こころの医療センター駒ヶ根看護師
岩﨑みすず　前掲

はじめに

　学生が実習で受け持つことが多いのは、統合失調症や気分障害をもつ患者さんだと思います。認知症の看護は、主として高齢者（老年）看護学の実習のなかで行っています。しかしながら、精神科に入院している高齢の患者さんのなかには、うつ病か認知症かの鑑別に時間を要する場合、妄想や判断力の低下から当初は統合失調症の診断でしたが、実は認知症であったという場合が少なくありません。摂食障害やアルコール依存症をもつ患者さんを学生が受け持つことはまれだと思います。この2つの疾患は、しっかりとした基盤のもとでの患者-主治医・看護師の関係性が必要であり、短期間の実習で患者との関係構築は容易ではないこと、患者のパーソナリティや病気による言動に学生が揺さぶられずに対応することは難しいといった理由があるからです。また、どちらも精神疾患でありつつ身体疾患でもあるといった共通点があります。身体面の看護の比重が大きい精神疾患の代表です。

　本書では、5つの精神疾患の病態生理、事例と看護過程の展開、患者さんとのかかわりを振り返るツールであるプロセスレコードを盛り込んでいます。得られた情報をどのようにアセスメントするか、看護計画をどのように立てるのか、計画の実施と評価をどのように行なうのかを具体的に学ぶことができる構成になっています。また、精神科における対象のとらえ方、精神看護の技術、地域における生活支援についてもふれています。

　この「はじめに」を書いている最中、看護学科3年生は精神科病院で実習を行っていました。学生は「精神科は難しい」「受持ち患者さんは質問すればぽつりと答えるだけで会話が終わる」、「何を問題にあげていいのかわからない」と口にします。患者とのコミュニケーション、看護問題の明確化、看護援助の立案などは、他科の実習ではあまり悩むことがない面かもしれません。このような悩みをもつ学生にとって、精神看護の実際が具体的に見えてくるようになることが本書のねらいです。実習前はもちろんのこと、実習中困った際に本書を手にとることにより、精神看護初学者にとっての助けになることを期待します。

　最後に、精神看護実習に対して苦手意識をもっている学生がいることを知ったうえで本書の企画をしてくださったサイオ出版の中村雅彦氏、刊行にかかわっていただいたスタッフの方々、執筆を快くお引き受けくださった執筆者の方々に心より感謝いたします。

2020年4月

執筆者を代表して

水野　恵理子

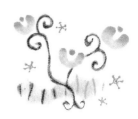

CONTENTS

はじめに

第1章 精神看護とは

1 精神看護の領域 ································· 水野恵理子 ── 8
① 精神看護の定義と概念 ································ 8
② 精神医療の歴史と課題 ································ 9
❶諸外国の精神医療　❷わが国の精神医療
③ 精神看護がめざすもの ······························ 12

2 対象のとらえ方 ································· 水野恵理子 ── 14
① 対象を理解するための手立て ························ 14
❶患者の言葉の背景にあるものを知る　❷Being の意味と実践
❸「まともさ」を信じる　❹患者にとっての病の意味を考える
② 精神機能とその異常 ································ 16
❶意識　❷知覚　❸記憶　❹知能　❺思考　❻言語　❼感情　❽意志・欲動　❾自我意識

3 看護師の役割と技術 ························· 水野恵理子 ── 23
① 看護モデル ·· 23
❶セルフケアに焦点をあてた看護理論　❷人間関係に焦点をあてた看護理論
② 精神科臨床におけるケアの原則（ケアの基本）···· 25
❶自我を脅かさず自我機能を高める　❷傾聴する
❸感情表出や情緒的交流ができる環境をつくる　❹受容する
❺治療的な自己利用を意識する　❻ロールモデルになる
❼患者の健やかさや本来の姿を知る　❽患者−学生関係の意識する
③ 観察、情報収集、アセスメント ···················· 28
❶観察　❷身体状態の確認　❸患者の訴えに注意する　❹患者の全体像を把握する
❺患者を線で理解する　❻情報収集　❼アセスメント
④ 対人関係における技術 ······························ 30
❶コミュニケーション　❷共感　❸距離　❹信頼関係　❺プロセスレコード

4 精神看護学実習での学び ··················· 水野恵理子 ── 32
① 実習体制 ·· 32
② 学生の変化 ·· 32
③ カンファレンスの意義 ······························ 32

第2章 看護過程の実際

1 統合失調症 ———————————————————— 坂井 郁恵 —— 36

2 気分障害 —————————————————————— 宮田 知子 —— 54

3 認知症 ————————————————————— 綿貫 成明／大竹恵理子 —— 69

4 摂食障害 —————————————————————— 渡辺 尚子 —— 90

5 アルコール依存症 ———————————————— 髙橋たか子 —— 108

第3章 地域における生活支援

1 精神障害をもちながら地域で生活するということ ——— 岩﨑みすず —— 128
  1 精神障害者の「生きづらさ」———————————————————— 128
  2 精神障害を抱えてどのような状態になっているのか ————————— 129
  3 社会生活の維持 ———————————————————————————— 129
    ❶医療の継続　❷精神科リハビリテーションとリカバリー　❸社会の理解

2 地域生活を支えるための資源 ———————————— 岩﨑みすず —— 132
  1 精神障害者を取り巻く現在の制度の成り立ち ——————————————— 132
  2 関連する主な法律 —————————————————————————— 132
    ❶1995年 精神保健福祉法　❷2013年 障害者総合支援法
  3 主なサービス ———————————————————————————— 133
    ❶障害者総合支援法におけるサービス　❷精神保健福祉法における精神障害者保健福祉手帳
    ❸その他のサービス　①障害年金制度（国民年金法・厚生年金法）、②生活保護（生活保護法）、
    　③訪問看護（介護保険、医療保険）、④成年後見制度（民法）

3 家族への支援 ————————————————————— 岩﨑みすず —— 138
  1 家族に期待されること ———————————————————————— 138
  2 家族の状況 ————————————————————————————— 139
  3 家族の支援 ————————————————————————————— 140
    ❶精神障害（者）に関する適切な情報の提供　❷生活上の困難さの軽減
  4 家族を理解すること ————————————————————————— 141

さくいん ——————————————————————————————— 145

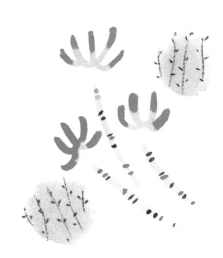

第1章
精神看護とは

1 精神看護の領域
① 精神看護の定義と概念
② 精神医療の歴史と課題
③ 精神看護がめざすもの

2 対象のとらえ方
① 対象を理解するための手立て
② 精神機能とその異常

3 看護師の役割と技術
① 看護モデル
② 精神科臨床におけるケアの原則（ケアの基本）
③ 観察、情報収集、アセスメント
④ 対人関係における技術

4 精神看護学実習での学び
① 実習体制
② 学生の変化
③ カンファレンスの意義

1 | 精神看護の領域

1 | 精神看護の定義と概念

「精神科看護師の役割は個人、家族、グループおよびコミュニティと協力して、メンタルヘルスのニーズを評価する」[1]ことであり、「メンタルヘルスとはその人の認知的・情緒的な健康、つまり彼らがどのように考え、感じ、行動するかにかかわり、精神的不健康は日々の機能、人間関係、身体の健康、人生を楽しむ力に影響する可能性がある。精神科看護師はさまざまな環境で、精神疾患と診断された人々を支援・治療する。身体的健康と同様に、看護師は患者との良好な関係を構築することで精神的健康を向上させ、健康行動を奨励し、症状を早期に認識、治療することにより精神的健康を促進できる」[2]。米国精神科看護師協会と英国看護協会が精神科看護師の役割について述べている。

日本精神科看護協会では、「精神科看護とは、精神的健康について援助を必要としている人々に対し、個人の尊厳と権利擁護を基本理念として、専門的知識と技術を用い、自律性の回復を通して、その人らしい生活ができるよう支援することである」[3]と定義している。

さらに、①精神科看護の対象はすべての人々であり、精神保健福祉の向上に寄与しなければならず、②精神障害者の処遇をめぐる歴史的経緯を重く受けとめ、対象となる人々に対する深い尊厳とともに、高い職業倫理をもって判断、行動し、③自律性の回復に向けて支援しなければならない、と示している。

また、精神保健及び精神障害者福祉に関する法律（精神保健福祉法）第1章第1条（この法律の目的）に、「この法律は、精神障害者の医療及び保護を行い、…略…その社会復帰の促進及びその自立と社会経済活動への参加の促進のために必要な援助を行い、並びにその発生の予防その他国民の精神的健康の保持及び増進に努めることによつて、精神障害者の福祉の増進及び国民の精神保健の向上を図

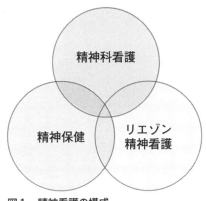
図1　精神看護の構成

ることを目的とする」[4]と明記している。

　以上より、精神看護の対象は、精神疾患を有している人に限定せず、精神的健康の維持や向上を求める人々、身体疾患を有し精神的ケアを必要とする人々であり、個と集団であり、乳幼児から思春期、青年期、成人期、老年期のあらゆるライフサイクルにある人々でもある。生活空間の視点からみると、学校、職場、地域で生活している人々となる。

　さらに、精神看護は、精神科看護、精神保健、リエゾン精神看護の3領域で構成される（**図1**）。いずれにしても、疾患による生活のしづらさへの援助、心の健康づくり、がんや難病などを患う人が抱える精神的苦悩、医療職のメンタルヘルス支援といった多岐にわたるものが、精神看護の活動に相当する。

2　精神医療の歴史と課題

　精神医療の歴史は、精神疾患に対する社会の考え方および法改正の変遷とともにあるといえる。諸外国と日本において、元来、精神疾患は治療を要する病気と認識されていなかった。

❶ 諸外国の精神医療

　古代ギリシアの医師ヒポクラテスは、体液学説で狂気を説明し、狂気や妄想の座になるものは脳であるとした。これは精神疾患は脳の病気であるという現代の考え方に通じる。さらに、ローマの医師ガレノスは、精神のありかは脳であるとの学説を唱えた。

しかしながら中世の西欧諸国では、キリスト教が絶大な権力をもっていたため、精神疾患に対する偏った考え方が拡がり、精神医学の暗黒時代といわれる。オランダの医師ワイヤーは魔女狩りに反対し、精神疾患は身体疾患同様病気であると主張したが受け入れられなかった。ベルギーのゲールのような精神病者が一般家庭の保護を受けるコロニーもあったが、患者は強制具による自由を奪われ、僧院やアサイラムでの半永久的な収容が主であった。

　15〜16世紀に入ると精神科病院が設立されるようになったが、科学的エビデンスに裏づけされた治療法はなく、精神病者の処遇改善は18世紀に至るまで行われなかった。近世になると、フランスのビセートル病院看護長ピュサンの協力を得て精神病者を鉄鎖から解放した同病院院長ピネルは道徳的・人間的処遇を提唱した。ピネルの弟子エスキロールは、患者・医師間の友愛的交流に尽力し、治療のための精神病院の建設に力を注いだ。つまり治安モデルから医療モデルへと変わりつつある時代であった。その後、クェーカー教徒の商人テュークは人間性の回復を強調し、精神病者を温かくもてなす休息所ヨーク・リトリートを開設した。

　19世紀に入ると、イギリスのコノリーは、道徳療法の流れに沿う無拘束運動の先導をとった。以降は、クレペリンやフロイトによる精神医学の基礎の構築、治療共同体（Therapeutic Community）の実践を通した精神病院のあり方の見直し、脳精神医学の流れ、向精神薬の開発、躁鬱病を有したビーアズ自らの悲惨な入院経験を記した手記が契機となった精神衛生運動と精神障害者の人権擁護運動の拡大、アメリカの大規模精神病院における収容から急激な脱施設化へと動いていった。

❷ わが国の精神医療

　日本では、奈良時代から障害分類や憑依による狂気の記述があり、精神疾患は憑き物から理解された。治療は水治療、漢方薬、まじないの類が主であった。江戸時代に入ると、京都岩倉村は村全体の家庭が精神病者を受け入れ、コロニーが自然発生していた。しかし、長く続く収容主義のスタートになったといっても過言ではない座敷牢を幕府が公認し、1900年制定の精神病者監護法で私宅監置が合法化された。近代に入ると、精神科病院が設立されたが、『極端に云えば動物の飼育に似たるもの』と当時の病院の状況を記したものが残っており、監禁と放置は継続していた。

NOTE

治療共同体
治療共同体という言葉を1946年に論文で初めて使用したのはトム・メインであり、1950年代マクスウェル・ジョーンズが実践。病棟・病院という環境全体を治療手段とし、コミュニティミーティング（病棟ミーティング）を通して、従来の医師と患者の上下構造を取り払った民主的雰囲気の中で治療を行う。このような環境のなかで、入院患者が積極的に治療に参加し、発言権が保障される。

日本の精神医学の草分けといわれる呉秀三が、『精神病者私宅監置ノ實況及ビ其統計的觀察』で記した、『わが邦十何万の精神病者は実にこの病を受けたるの不幸の他に、この邦に生まれたるの不幸を重ぬるものというべし』は、当時の日本の精神医療の実態に対する皮肉と憂いともいえる。

50年の時を経て制定された精神衛生法において私宅監置が禁止されたが、治安主義と入院中心の考え方は引き継がれ、1964年のライシャワー駐日大使刺傷事件をきっかけに、その頃やっと生まれつつあった地域ケア推進の考え方と対立する形で治安維持強化の方向へ逆行することになった。

1960年代終盤のWHOによる日本の精神医療への批判、1980年代に入ると、宇都宮病院事件をはじめとする精神科病院入院患者の人権侵害にまつわる事件がいくつも明るみになった。宇都宮病院事件は国連人権委員会で取り上げられ、日本の精神医療現場における人権侵害が非難を浴びることになり、1987年に精神保健法へ改正された。この法律では、任意入院制度や精神医療審査会が創設され、患者の権利擁護と社会復帰促進が2本柱となっている。

1990年代に入り、障害者の人権擁護と地域生活支援のように社会福祉サービス理念の転換が始まり、1995年精神保健及び精神障害者福祉に関する法律（精神保健福祉法）に改正され、精神障害者の自立と社会参加を促進するための援助が法の目的に位置づけられた。2000年に入ると、入院医療中心から地域ケア中心への改革を進めるべくさまざまな取り組みがなされるようになり、2012には障害者自立支援法が障害者総合支援法に改正され、現在に至る。焦眉の課題としては、社会的入院患者の減少、精神科病院平均在院日数の短縮、長期入院患者の地域移行促進、精神病未治療期間（Duration of Untreated Psychosis：DUP）の短縮化、医療福祉的要素をもつ社会資源の不足などがあがる。

社会防衛的な背景が常にあった精神医療と処遇の歴史を鑑みると、倫理を抜きに治療・ケアの実践はできないことは明白である。閉鎖病棟の鍵の扱いを例にとると、看護師が病棟の扉を施錠できる鍵をもつことはどのような意味があるのか、入院患者の出入りを制限する権限をもつ鍵を扱う看護師にはどのような倫理的配慮が求められるのか。看護師が担う代理行為も然りである。代理での買い物は、患者が自分の目で品物を見て自分で選ぶ機会を奪うことになっていないのか。このようなことを考えながらの実践が、精神看護の倫理に対する感受性を磨くことにつながる。併せて、保護的なかか

NOTE

精神病未治療期間
精神病発症から精神科受診に至るまでの時間。平均DUPは2年弱であり、DUPが長いほど予後不良の傾向がある。

わりやパターナリズムの行き過ぎは、ときに患者の権利侵害や倫理の抵触になりうることも念頭においておく必要がある。

　先述したように、精神医療のありようは処遇の歴史と法の変遷とともにあり、社会の変化の影響を受けやすい特徴をもつため、精神保健医療福祉の動きにアンテナをはっておくことは重要である。こころのバリアフリー宣言の公表、重点対策を要する疾病として精神疾患が5大疾病に加わったこと、40年ぶりに高校保健体育の教科書に精神疾患の記述が復活することなどが相当する。

③ 　精神看護がめざすもの

　精神疾患の特性として、同じ診断名であっても呈する症状は多様であり、その人の個性や生活体験が反映されること、病気と障害の併存がある。また、精神疾患を患うと、日常生活に何かしらの影響、つまり生活障害（生活のしづらさ）をもつことになる。いかなる病気や障害をもっていても、元来人は生活者として存在し、さまざまな人々とかかわる社会的存在である。したがって、病院看護で看護が完結するものではなく、退院後の生活を維持する療養を支えることも看護の守備範囲である。精神看護がめざすところは生活の立て直しにほかならない所以である。

　学生の皆さんは、精神疾患や精神障害に対してどのようなイメージをもっているだろうか。病気なのか性格なのか、症状や発症過程の多様さゆえか、あるいは明快に治っていく患者の姿を見る機会が少ないせいか、精神科の看護はわからないといわれることがある。

　精神看護の援助は、安全な場の保証、食事や清潔の介助、散歩や買い物の付き添い、金銭管理、服薬管理、活動をとおした対人交流の拡大、思いの傾聴、言語化の促し、退院後の生活のあり方を一緒に考えるなど、極めて具体的で身近な日常に密接した事柄へのかかわりである。日常生活の一つひとつに触れながらの援助がさりげないものであり、わかりにくさの一因なのかもしれない。「自分の行った何が援助だったのかわからなかった」と、学生がもらすことがある。しかしながら、ある種の混沌さがある点は精神看護の魅力であり、試行錯誤して援助を考えていくことに面白さを感じてもらえるとよいと思う。

　統合失調症の発症から何十年と経ち、初老となったある作業所メンバーが、「今でも時々、自分は世間から取り残されているなぁと

感じることがあるんです。置いていかれている感覚というのかな」
と、力ない表情で唐突にもらした。

　長年継続している実習施設であり、メンバーらは、入れ替わり立ち替わりやって来る学生たちに慣れており、彼もそうであった。疲れてくると被害妄想的で否定的な発言はあったが、安定した状態での生活と週4日の作業所通いを淡々と続け、趣味の絵画はかなりの腕前であり、困ったときに相談できる人がおり、施設は居場所にもなっていた。彼らしい生活を送っているようにみえたが、ある日自ら命を絶った。

　精神疾患からの回復とは何なのか、何をもって回復といえるのか、筆者のなかでは明らかになっていない。精神科の看護師は、病気や障害の受容を達成するための援助を考えることが少なくないが、自戒を込めてこの受容という言葉の重みを吟味すべきである。精神疾患を患った過去・現在・未来は、本人のなかでは続いていること、真の苦悩をわかるためにはどうすればよいのか（わかりきることは不可能かもしれない）。精神の病とは一体何なのか、病とともに生きるとはどういうことなのか、疑問は尽きない。明確な答えを出すことはできないかもしれないが、多義のリカバリー概念の深化もあわせて、精神看護の実習をとおしてさまざまに感じて、考えていただきたい。

NOTE

リカバリー

1980年代後半から精神障害をもつ人の手記や語りから広まった概念。当事者であるロン・コールマンは「回復は孤立の中では起こり得ないし起こらない」、「自分の人生は自分で責任を持って自分のものとするという所有権が回復の鍵である」[24]と述べている。同じく当事者であるディーガンは「リカバリーは一つの過程、生き方、構え、日々の挑戦の仕方である。完全な直線的過程ではない。地域の中で暮らし、働き、愛し、そこで自分が意味のある貢献をすること」[25]としている。症状軽減と機能回復に加えて主体的に生きることをも意味し、本人の病気や治療に対する自覚が問われるものである。

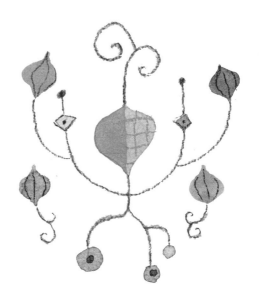

2 | 対象のとらえ方

1 | 対象を理解するための手立て

❶ 患者の言葉の背景にあるものを知る

　患者が発する言葉は、その人を理解する手がかりであるとともに、それを妨げる壁にもなる。発せられた言葉に耳を傾け、言葉の雰囲気に耳を傾け、言葉の背景の感情に耳を傾け、患者の「言いたいこと」に思い至ろうとする[5]。言葉にしていないところを探る姿勢が必要である。

　皆さんは、患者との会話中に沈黙があると、どのような気持ちになるだろうか。『私と話をするのが嫌になったのかな』、『疲れたのかな』、『話したいことがないのかな』などと思い、気まずさを感じると自分も黙ってしまう、あるいは沈黙はよくないと慌てて元気に話しかけてみたり、話題を提供してみたりするだろうか。

　患者の沈黙は決して言いたいことが何もないからではなく、むしろ言いたいことがたくさんある場合もある。沈黙の時間と空間をともに過ごす、「そばにいる」ことで患者の苦悩が伝わってくることも少なくない。話してもいいし、同じ景色を見ているだけでもいい、デイルームで一緒にテレビをみるのもいい、ゆるい時間を患者にもってもらうことは、患者自身が病気にまつわる出来事を整理することにつながる。

❷ Being の意味と実践

　数日間同じ時刻に、外界との接触を避け毛布にくるまっている患者のベッドのかたわらに静かに座ることを続けると、ある日、毛布がもち上がり、やがておもむろに顔を出し言葉を発した[6]。これは看護師シュヴィングが行なった安心感をもたらす看護である。「そばにいる」ことは一つのコミュニケーションであるが、じっと待つ

受け身の姿勢と忍耐力を要する。看護師を安心できる存在として患者が認識するためには、脅かさない、ゆったり待つ構えが必要であり、このようにそばにいることは不思議と、「あなたのことを知りたい」、「あなたの力になれることはないでしょうか」という気持ちは伝わっていくものである。

とかく、看護はdoing、つまり目に見える形での援助にフォーカスがあてられる傾向がある。もちろん、クリティカルな状況にある患者に対しては迅速なdoingは必須である。しかしながら、それだけが看護ではなく、beingつまり「そばにいる」ことも治療的意味をもった看護であり、とりわけ自我境界が脆い状態にある患者や、思いを自ら表現することが難しい患者にとっては、有意味な援助であるといえる。

❸「まともさ」を信じる

統合失調症の急性期状態にある患者に対しては、「卵を握るような、ふわりとして落とさない包容」という感じの母性が必要であり、どこかで患者の「深いところでのまともさ」を信じる気持ちが治療的である、「念じる」だけでもよい、それは患者によい影響を与える[7]。患者の奥にあるものに絶えず心を向け、変わる可能性を信じることが重要である。

この患者は幻聴があるし、興奮しやすい状態にあるから、薬で鎮静して落ち着いてからでないと話はできないと諦める前に、具合がよくない状態にあるなかでも、観察やバイタルサイン測定、介助を通して、素のその人の一端が見えることがある。どのような患者であっても、病気におおわれていない部分が必ずある。

それを見いだすことは、"患者である○○さん"ではなく、"○○さんという人"を知ることになる。

❹ 患者にとっての病の意味を考える

病気が患者の自我にどれほどの脅威となっているのか、日常生活にどのような支障をもたらしているのか、患者の人生にどのような影響をもたらしているのかを探る必要がある。病むことは、我慢すること、自分が脆い人間であるかを実感すること、自己の価値尺度を再調整すること、孤独の中核にあるものを和らげられないこと、恐れること、くよくよ心配すること、疲れを体験すること、自己憐

憫に支配されている恥ずかしさを体験することなどである[8]。

　患者が自分の病気のことをどう思っているのか・考えているのかを折に触れて根気よく訊くこと、回復体験者の闘病記や手記を読むことも、病気体験を想像し理解する助けになる。

　ただしこのとき、病識をつけることが患者にとって本当によいことであるのかを考える必要がある。病識をもつことは、服薬アドヒアランスをはじめとする治療への構えをもたせることに功を奏す場合がある一方で、現実的な問題や病気を患う自分に改めて直面することになるからである。

2 精神機能とその異常

❶ 意識

　外界からの刺激に反応し、現状を正しく認識し、自己を表出する機能である。覚醒状態で、外界と自己の知覚が低下した精神活動を意識障害という。意識障害は、覚醒レベルが最も高い「清明」、覚醒レベルが低下している「混濁」、軽度から中等度の混濁に異常な精神症状が加わる「狭窄」と「変容」に分類できる。そして混濁は単純な意識障害、狭窄と変容は複雑な意識障害であり、変容には朦朧、アメンチア、せん妄が含まれる（**表1**、**表2**）。

　意識レベルの評価指標には、ジャパン・コーマ・スケール（Japan

表1　意識混濁の程度

非常に軽度	明識困難	ややぼんやりし思考のまとまりに欠ける、見当識障害はない
軽度	昏蒙	浅眠状態でぼんやり、外界の認知に混乱がある
軽度〜中等度	傾眠	呼びかけると開眼するが、放置するとまた眠る
中等度	昏迷	強い刺激が加わらないと眠り込む、つねると開眼する、失禁がみられる
高度	昏睡	強い刺激を与えても反応しない、深部腱反射・対光反射は減弱または消失

表2　意識に関する用語

狭窄	混濁に精神症状が加わる、意識の広がりの障害
変容	注意が意識野に集中せず他方向に向く、意識の方向性の障害、意識の質的変化を伴う 例；てんかん
朦朧	意識混濁＋意識狭窄、健忘を残す、まとまりを欠く行動、時に不安や興奮を認める 例：急性アルコール中毒、頭部外傷
アメンチア	思考錯乱のため周りの状況を理解できない、状況を了解できないための困惑、せん妄の一種 例：産褥性精神病、感染症
せん妄	軽度から中等度の意識混濁に幻覚、錯覚、不安、精神運動興奮を伴う、感情と行動の動きが短時間で変動しやすい 例：振戦せん妄、夜間せん妄

Coma Scale：JCS）とグラスゴー・コーマ・スケール（Glasgow Coma Scale：GCS）がある。

ジャパン・コーマ・スケール（JCS）

　知覚刺激に対する反応で分類した覚醒度を評価するための日本独自の評価指標。3－3－9度方式ともよばれ、数値が大きくなるほど意識障害が重い。自発的に覚醒している状態（1桁の障害）、刺激で覚醒する状態（2桁の障害）、刺激で覚醒しない状態（3桁の障害）の3段階に細分類している（**表3**）。

グラスゴー・コーマ・スケール（GCS）

　英国グラスゴー大学のTeasdale, G.らが発表した世界標準となっている評価指標。開眼4段階、言語反応5段階、運動反応6段階にわけ、各々の最良応答で評価し、合計点で重症度・緊急度を判断する。点数が低いほど重症度・緊急度が高い。最低は3点（深昏睡）、最高は15点（意識清明）。3つの運動機能で判断する多軸指標であるため、認知と覚醒反応の具体的な把握に長けている。脳血管障害や頭部外傷の重症度・緊急度・進行度を把握する目的で作成された評価指標である（**表4**）。

表3　ジャパン・コーマ・スケール

	I. 刺激しないでも覚醒している状態（1桁で表現）
0	意識清明
1	だいたい清明であるが、今ひとつはっきりしない
2	見当識障害がある（場所や時間、日付がわからない）
3	自分の名前、生年月日が言えない
	II. 刺激で覚醒するが、刺激をやめると眠り込む状態（2桁で表現）
10	普通の呼びかけで容易に開眼する
20	大きな声または身体を揺さぶることにより開眼する
30	痛み刺激を加えつつ呼びかけを繰り返すとかろうじて開眼する
	III. 刺激をしても覚醒しない状態（3桁で表現）
100	痛み刺激に対し、払いのけるような動作をする
200	痛み刺激で少し手足を動かしたり、顔をしかめる
300	痛み刺激に全く反応しない

表4　グラスゴー・コーマ・スケール

	E. 開眼（eye opening）
4	自発的に開眼
3	呼びかけにより開眼
2	痛み刺激により開眼
1	痛み刺激により開眼なし
	V. 最良言語反応（best verbal response）
5	見当識あり
4	混乱した会話
3	不適当な発語
2	理解不明の音声
1	発語なし
	M. 最良運動反応（best motor response）
6	命令に応じて四肢を動かす
5	痛み刺激に手で払いのける
4	痛み刺激から逃避する
3	痛み刺激に異常な屈曲運動を示す
2	痛み刺激に異常な伸展反応を示す
1	運動がみられない

❷ 知覚

外界に存在するものを、眼、耳、鼻、舌、皮膚といった感覚器官を通して捉え、過去の体験、記憶、推理、感情に基づいて意味づけする働きをもつ。知覚したものを時間経過後に心の中に思い浮かべることを表象という。知覚の異常には、実在するものを誤って知覚する錯覚(不注意錯覚、感動錯覚、パレイドリア)、実在しないにもかかわらず存在するかのように知覚する幻覚(幻聴、幻視、幻嗅、幻味、体感幻覚)、単純な知覚異常(知覚変容、感覚鈍麻、感覚過敏、既視感)がある。

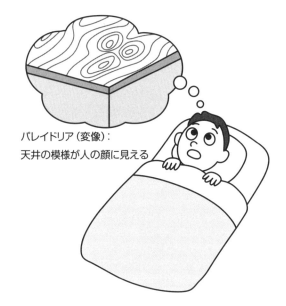

パレイドリア(変像):
天井の模様が人の顔に見える

❸ 記憶

知覚したものを覚える記銘、記銘したものを蓄える保持、蓄えたものを意識に浮かび上がらせる再生、再生したものは記銘したものと同じであるとする再認の4要素で構成される。

記憶は秒から分単位の短期記憶、数日から数年を単位とする長期記憶にわかれ、後者は陳述記憶(意味記憶、エピソード記憶)と手続記憶(身体で覚え込み意識せずとも思い出せる記憶)がある。記憶には脳内の海馬や乳頭体を中心とする大脳辺縁系が関与している。

記憶の異常には、新しいことを覚えられない記銘力障害、記憶保持を確認する際の追想ができない追想障害がある。

健忘は一定期間のことが追想できないことを指す。ある特定の期

間におけるすべての記憶がなくなる全健忘を生じることがある。意識障害の以前にまで遡ってみられる健忘を逆行性健忘、意識障害の回復後の期間のことを新しく記銘できないものを前向性健忘という。恐怖体験や強度の外傷体験を契機とする心因性健忘では、自分の名前、生年月日、住んでいる所、職業などのすべてを忘却する全生活史健忘がある。その他、頭部外傷でみられる外傷性健忘、飲酒や薬剤使用による薬剤性健忘、記銘力障害・健忘・見当識障害・作話を特徴とするコルサコフ症候群、認知症による健忘がある。

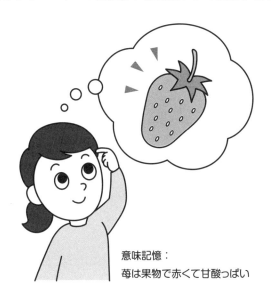

意味記憶：
苺は果物で赤くて甘酸っぱい

④ 知能

　新しい事柄を取り入れ課題を解決するための合理的思考、効果的に対処する総合的機能である。知能を測定する主なテストにビネー法とウェクスラー法があり、知能を表す指数には精神年齢（MA）や知能指数（IQ）がある。知能の障害には、知的障害（精神遅滞）、認知症、ガンザー症候群（狭義の仮性認知症）がある。

⑤ 思考

　言語を用いたやりとりと行動で表現されるため、言動から思考の評価を行うことができる。思路（道筋）や思考内容、思考体験に異常があり、統合失調症や気分障害の患者にみられる。精神疾患患者は全般的に思考に関連する判断力に障害をきたす。

NOTE

思路（道筋）の異常

思考途絶：思考の流れが突然途切れる。会話中急に黙る。
連合弛緩：話は大体わかるがまとまりがない→**支離滅裂**：理解不能な内容→→**言葉のサラダ**：無関係な言葉の羅列→→**言語新作**：自分にしかわからない語をつくる（→→は強くなることを意味する）。
思考制止（思考抑制）：考えが前に進まず滞る。

NOTE

思考内容の異常

妄想：不合理な考えに、強固な確信をもち、訂正がきかない。

NOTE

思考体験の異常

強迫観念：不合理で無意味なことと自覚しているにもかかわらず、そのことが頭から離れず、抑え込もうとすると、極度の不安になり悩まされる。
支配観念：一つの考えが感情を伴い、いかなる考えよりも優先し持続する状態。

表5 内容分類による妄想

被害的	他者から嫌がらせや危害を受けると思い込む	迫害妄想、追跡妄想、関係妄想、被毒妄想、ものとられ妄想、注察妄想、嫉妬妄想など
誇大的	自分に特別な力や才能があると思い込む	血統妄想、宗教妄想、恋愛妄想、発明妄想など
微小的	自分の価値や力が低いと思い込む	貧困妄想、罪業妄想、心気妄想、疾病妄想、虚無妄想など

観念奔走：次から次へと考えが浮かぶ。躁状態でみられる

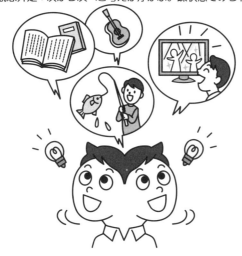

❻ 言語

　言語には口語言語と書字言語があり、言語表出の際は適切な語を選び文章が組み立てられているかがポイントである。失語症は大脳にある言語領域が傷つくことが原因であり、話す、読む、書く、聞くことが難しくなる。

❼ 感情

　感情は対象をもち、快・不快、喜怒哀楽、気分は対象をもたず長く持続する。情動は状況に反応して生じる短い持続の感情の動きである。統合失調症患者に感じる説明しがたい独特な感じをプレコックス感（打てば響く感じがない、硬さ、冷たさなど）、感情接触性の異常という。うつ病患者では、アンヘドニアが特徴的である。

NOTE

感情の異常

抑うつ気分：気分が滅入り沈む、悲哀感、憂鬱、自責感を抱く。

爽快気分：爽快で快活、幸福感にあふれ自信がわきすぎる。多弁、多動、批判的、易怒性。

感情鈍麻：適切な喜怒哀楽の表現が乏しい。

アンヘドニア（快楽消失）：何に対しても喜び・楽しみ・興味をもてない。

易刺激性と焦燥：些細な刺激でいらいらして怒り、攻撃的になる、不穏状態。

感情失禁：些細なことで泣く・笑う・激怒する。

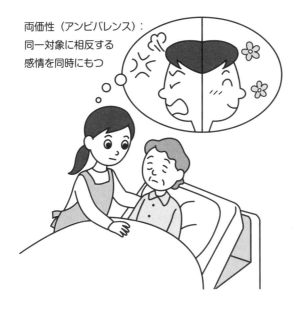

両価性（アンビバレンス）：
同一対象に相反する
感情を同時にもつ

❽ 意志・欲動

　人が何かをしようとするときは欲求があり（欲動）、それを抑制または発動させる（意志）。この欲動と意志を含めた心の動きを意欲という。

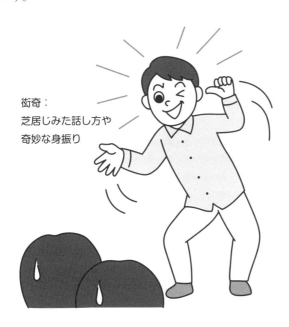

衒奇：
芝居じみた話し方や
奇妙な身振り

21

❾ 自我意識

知覚・思考・行為の主体をなす精神活動の中心である。自我意識とは自分が自分であるという意識であり、自己と他者（外界）を明確に認識する意識を指す。哲学者・精神科医のヤスパース（1883～1969年）は、自我意識を能動性（自分の思考や行動は自分が行なっている）、単一性（自分は単独の存在である）、同一性（時間が経過しても自分は変わらない）、境界性（自分を他者・外界と区別する）の４つで示した。自我意識の異常には、自分の考えや行動が自分のものであるという能動意識の障害と自他の境界性の脆弱性がある。離人感、させられ体験、思考干渉、思考吹入、思考奪取、思考伝播、思考察知という症状で示される。

NOTE

自我意識の異常

離人感：自分で考え知覚している実感をもてない。
思考干渉：自分の考えが他から干渉される。
思考吹入：考えが外から頭に入ってくる。
思考奪取：自分の考えが抜き取られる、頭の中から消える。
思考伝播：自分の考えが多くの人々に知られる。広められる。
思考察知：自分の考えが他者に知られる。

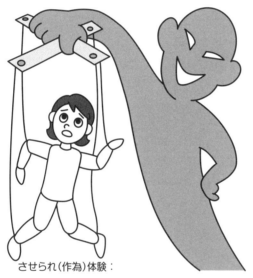

させられ（作為）体験：
自分の言動が他者や外部の力に操られている感覚

3 | 看護師の役割と技術

1 看護モデル

精神科看護の実践で用いられることが多い看護理論を紹介する。

❶ セルフケアに焦点をあてた看護理論

精神科の患者は、病気や障害により自分自身の日常生活行動ができない状態に陥ることが多いため、セルフケアに焦点をあてたモデルは使いやすい。また、患者の精神病理がセルフケアにどのように影響を与えるか、その病理による患者の対人関係、他のセルフケア要素にどのように影響するかを理解しておかないと、患者との関係を成立させることは難しい[9]。

①セルフケア概念と看護システム理論

看護領域でセルフケア概念を最初に説明したドロセア E. オレム（1914～2007）は、セルフケアを、「個人が生命、健康、および安寧を維持するために自分自身で開始し、遂行する諸活動の実践である」[10]と定義している。

看護システム理論では、患者−看護師関係には、「A. 社会的な関係」、「B. 人間対人間の相互関係」、「C. 技術的な行為を介しての関係」という3つのレベルがある[11]ことを示している。

②オレム・アンダーウッドのセルフケアモデル

精神疾患患者の社会適応を促すために、セルフケアの維持・増進が必要であるとの考え方を示したパトリシア R. アンダーウッド（1939～2016）は、オレムのセルフケア理論を修正し（セルフケア欠如の理論をセルフケア看護モデルへ）、精神科領域に適用した。精神力動論とストレス脆弱性モデルが統合されている。セルフケア要素を6領域①十分な空気・水・食物の摂取、②排泄過程と排泄物に

関するケア、③個人衛生の維持、④活動と休息のバランスの維持、⑤孤独と人づきあいのバランスの維持、⑥生命・機能・健康に対する危険の予知としている[12]。

❷ 人間関係に焦点をあてた看護理論

①プロセスレコードの提唱と患者-看護師関係

　精神科看護の母とよばれたヒルデガード E. ペプロウ（1909～1999）は、サリヴァンの人間関係論、フロイトの精神力動論、マズローのニード論を基盤とし、看護を精神力動としての人間関係の側面からとらえた。看護概念について、「看護とは有意義な、治療的な、対人的なプロセスである。……（中略）……看護とは、創造的、建設的、生産的な個人生活や社会生活をめざす、パーソナリティの前進を助長することを目的とした教育的手だてであり、成熟を促す力である」[13]としている。

　根底には、患者と看護師は治療的な相互作用のなかで互いに成長し合い、患者とともに看護師もまた成長し、成熟していくという考え方がある[14]。また、看護師−患者関係を「互いに知り合う時期」、「自分の周囲に部分的に同化する時期」、「共に問題を探求する時期」、「協同して問題解決を行なう時期」から構成される4局面とした[15]。これらは行きつ戻りつしながら進む。

②対人関係のプロセスである看護、治療的な自己利用

　ジョイス・トラベルビー（1926～1973）は、看護は対人関係のプロセスであり[16]、看護の目的は病気や苦難の体験を予防し、それに立ち向かうように、これらの体験のなかに意味を見つけ出すように個人や家族、地域社会を援助することであると述べている。また、自分の行動が対象にどう影響するのかを知ることが不可欠であり、病者のなかの変化に影響を及ぼすために自分のパーソナリティと知識を意識的に利用する、すなわち「治療的な自己利用」の重要性を説いている。

　自分を治療的に用いるためには自己洞察、自己理解、人間行動の力動性の理解、自分の行動を解釈する能力、看護場面に効果的に介入する能力を要し、治療的な自己利用は技かつ科学である[17]。自分の行動が他者に及ぼす影響や自己理解のために、実習においてプロセスレコードを活用する意味がある。

③患者-看護師関係の発展過程、看護行為の原則[17]

外口玉子（1937〜）は、日本で初めて患者-看護師関係を理論化した。患者への接近方法の基本、患者が望む援助を検討している。そして、「看護の目標は、患者が表現している、あるいはひそめているニードを看護行為により満たすことである。そして患者が回復への歩みを、不安や恐れをもたずにすすめる力をはぐくむことである」[18]。患者が主体的に回復できるようアシストする役割をもつ看護師像がうかがえる。

以上のような看護理論やモデルを実際に用いる際は、何を看護の焦点とするのかを明確にしておく必要がある。

2 精神科臨床におけるケアの原則（ケアの基本）

❶ 自我を脅かさず自我機能を高める

とりわけ入院（治療）初期にある患者の自我境界は弱体化しているため、外界からの侵襲を受けやすい。そのような患者に対し、かける言葉や声の調子に配慮し、やわらかい態度で接することを心がける。「ここ（病棟）にいても大丈夫かもしれない」、「この人になら話ができそう」と患者が病棟と看護師（看護学生）に安全感と安心感をもてるようにする。

❷ 傾聴する

患者が発するすべての言語的・非言語的メッセージに耳を傾ける。①患者の言うことに耳を傾ける、②患者の言いたいことに耳を傾ける、③患者があえて言わないことに耳を傾ける。最も難しいのは③であるが、これが核心であり、核心的問題を解きほぐすことこそが精神看護の真髄である[19]。

また、どのような状況での発言であっても、その背景にある患者の感情に無頓着にならないことが大切である。「聴く」ということは、その訴えに関しては中立的な「開かれた」態度を維持すること[20]を意識して、患者が語ることを聴くことが大切である。

❸ 感情表出や情緒的交流ができる環境をつくる

　挨拶や何気ない声かけをとおして、患者に関心を寄せ続ける。患者が、「ここ（病棟）には自分のことを気にかけてくれる人がいる」と感じられるようになるとよい。自分の気持ちや感じたことを、表に出すこと、相手に伝えることを苦手とする患者は多い。ゆえに、患者の言動を否定したり批判したりせずに、一旦受けとめるためには精神的余裕を要する。こちら側がゆったり構え、一緒に患者の感情や伝えたいことを整理する、絡み合っている葛藤をほどいていく。入院中に患者が内面にあるものを表出できるようになり、他の患者や医療スタッフとの交流に慣れる体験は、その後本人がかかわっていく人々との関係づくりに役立つ。

❹ 受容する

　患者に真摯に向き合い、呈する言動と感情をありのまま受け入れる。ただし、しばし反社会性パーソナリティ障害や境界性パーソナリティ障害にみられる問題行動や逸脱行為を許すことと受容は異なる。受け入れることで、いつのまにか学生自身が揺さぶられることになっていないよう注意する。

❺ 治療的な自己利用を意識する

　患者の苦悩を軽減するために関係を確立し看護介入を試みる際、自分（学生）のパーソナリティを自覚して用いる。自分が患者にどのようにかかわっているのか、かかわりが患者にどのように変化をもたらすのかを考える。自分の感情や反応、価値観、ものの見方、コミュニケーションの傾向を吟味することになる。

❻ ロールモデルになる

　人と接する際はどのような会話や行動をとるとよいのか、他者への配慮の仕方、社会で生活するうえで知っておかなければいけないことを身につける必要がある患者はいる。対人関係技術を学んだり、社会経験をし始めたりする時期に疾患を発症した場合はとくにその傾向は強い。
　たとえば、学生がアルバイト先の人とどのように接しているのか、

困ったときには誰に、どのように相談しているかなど、学生が普段
行なっていることが患者の対人関係技術に役立つよう、患者との会
話のなかで折に触れて盛り込んでみるとよい。

❼ 患者の健やかさや本来の姿を知る

筆者は学生実習に付き添っていた際、他職種スタッフに、「看護
は『あそび』がないんですね」と言われたことがある。病気の部分
やできていない面を解決しようと一生懸命に計画を立案している学
生の姿を見ての発言であった。

看護過程は問題解決志向を基本とするため、致し方ないことは否
めない。しかしながら、幻聴がほぼ１日聞こえている状態であって
も、気がかりのことが解決したり、楽しい時間を過ごせたり、よく
眠れて体調がよかったりなど、安定した状況にある際は幻聴から離
れるときがある。四六時中、症状がへばりつき病気に圧倒されてい
るわけではない。「患者は精神病による困難をもちながらも、なお
健全な側面を伸ばそうとしてもがいていることに気づく」[21]必要が
ある。

また、病んでいる部分のみに注目していると、患者を生活者とし
てとらえる視点が抜け落ちてしまう。患者がもつ強みや健やかさ、
たとえば他者への気遣いがある点や作業にていねいに取り組む点を
見出し、それらを埋没させない援助も看護である。病んでいる部分
と健やかな部分をつかむことで患者の全体像を理解することにな
り、ひいては回復を支えることになりうる。

❽ 患者−学生関係を意識する

患者と出会い、築いた関係を維持し、関係を終結するという患者
−学生関係の変化を意識しながら実習を進めてほしい。最初は患者
が今何に困っているのかを手がかりにするとかかわりやすい。

終結にあたっては患者に、「ありがとうございました。ではお元
気で」というあいさつでは不十分である。病状の良し悪しは対人関
係に左右される部分が多いため、精神疾患は対人関係の病いといわ
れる。患者のなかには、過去の人間関係の苦痛を引きずっている、
あるいはこれから出会う人々への緊張や恐れを抱いている者もい
る。学生とのかかわりは、次の誰かとの関係を築くうえで、建設的
に作用することがある。

患者とのやりとりで印象に残ったことや感じたことを素直に伝える（他者からみた患者自身を知る・気づく）、学生について患者が感じたことを尋ねる（患者が他者について気づいたことを伝える）。患者に継続してほしいことや新たに挑戦してほしいことを伝える（現実的で達成可能な事柄を意識する、自信の動機づけ）、お互いに学んだことを伝え合う（学生は今後の実践に活かす、患者は病気や生活への向き合い方に活かす）ことが関係の終結の実践となる。

3 観察、情報収集、アセスメント

❶ 観察

　患者が必要としている援助は何かを見出すために、五感を駆使した細やかな観察が必要である。カルテ情報に頼りすぎず、先入観をもち過ぎず、まずは患者のあるがままを受けとめる。患者が体験していることは何かを知るためにアンテナを張り、見たまま、語ったままを丸ごと受け入れようとすることで、患者の内面にある苦悩や葛藤が少しずつ見えてくる。同時に患者が呈する言動の背景にあるものや動機となっているものは何なのかも考えてほしい。

❷ 身体状態の確認

　精神症状に目がいってしまいがちであるが、向精神薬の副作用、加齢や活動量不足による身体機能の低下や身体疾患の合併、とりわけ急性期（入院時）は身体面で何がどの程度逸脱しているのかを査定することが重要となる。保護室に入室している不穏状態にある患者の場合も同様である。身体状態が安定すると精神状態も安定してくる患者は多い。ちなみに統合失調症患者では、活動量の低下や栄養の偏り、抗精神病薬の服用継続などにより身体合併症を惹起しやすく、一般人口に比べて平均余命は約15年短い。心身両面の観察とアセスメントが必要である。

❸ 患者の訴えに注意する

　患者の訴え方の特徴を把握する。抱いている思いや気持ちを「言えない」のか「言わない」のかにも注意する。訴える内容や口調が

いつもと違う、奇妙な表現をするなど、些細な言動の変化を察知する。訴えや日常生活動作の変化をすべて精神疾患に由来するものと決めつけず、一旦疑ってみる。

また、精神疾患患者は向精神薬の影響を受け、痛覚閾値が高い傾向がある。そのため、重症化した段階で身体疾患が発見される場合が少なくない。身体合併症のリスクと早期発見に十分注意する必要がある。

④ 患者の全体像を把握する

患者の全体像を理解するためには、多面的な情報が必要である。カルテの情報に加えて、学生が実際にかかわることをとおして、患者から困っていること、病気のこと、現在に至るまでのこと、将来のことなどに関する情報を直接得ることが確実である。

⑤ 患者を線で理解する

実習期間は短い。学生は患者の人生におけるごく一時点にかかわることになる。患者が歩んできたこれまでを理解するために、たとえば、年齢軸に沿って病気の発症、受診、身体面、精神面、社会面、治療内容、病気のうけとめ方、家族関係のような欄を設けた年表の作成を勧める。

病気を得ることになった患者を、点ではなく線でとらえ、患者の人生を丸ごとわかろうとする姿勢が求められる。

⑥ 情報収集

情報収集に対する意気込み（必要ではあるが）が強すぎるあまり、どのような情報ももれなく集めなければ、と闇雲に行おうとする学生がいる。なぜこの情報が必要なのか、この情報を得ると何がわかりそうかを考え、意図的に情報収集していくこと、すなわち目的的な情報収集を心がけるようにする。また、尋問や事情聴取のようにならないよう、たとえば、自分（学生）の家族との関係を少し生かしてみるなど、ある程度の自己開示をしていくとよい。

❼ アセスメント

　アセスメント（査定）とは、得た情報を分析・統合・推論・解釈・判断することである。そして患者の全体像を描き、看護問題の明確化につなげていく。病気・障害が生活面のどこに影響を及ぼしているのかという視点がないと、看護の視点でアセスメントできない。適宜必要ではあるが、医学的アセスメントの方向へ行き過ぎ、看護が隠れてしまうアセスメントを見受けることがある。その場合は、病気をもちながら生活の立て直しを図る者への支援は何か、という看護の基本に立ち返ってほしい。

4 対人関係における技術

　多くの精神疾患患者にとっての主要な問題は、コミュニケーションと関係性の障害である。

❶ コミュニケーション

　看護場面において変化をもたらす道具であり、対人的な親しみの度合いに深く影響することのできる力動的かつ創造的なプロセスである[22]。コミュニケーションの中身・質・効果を考える。たとえば、「学生は私の話をきいてくれている、受けとめてもらえている」といった感覚を、患者がもつことができるかどうかが大切である。注意したいのは、「相槌が足りなかったから話が進まなかった」、「オープンクエスチョンにすればもっと話をしてくれたかもしれない」など、振り返る視点がハウツーになっていないかである。会話技術をもっていれば患者を理解できるということにはならないため、コミュニケーションの本質と目的を見直してほしい。

❷ 共感

　患者が抱いている思いや心情はあくまでの患者のものであり、自分（学生）ではないことをわかったうえでそのつらさを察する。患者との間にほどよい心的距離をもつ必要があり、自分が患者の内面に引きずり込まれず、客観性を保ちながらその苦悩を理解しようとする姿勢である。真に共感することは、決して容易いものではない。

❸ 距離

患者との間には、適度な対人的距離をおくことを心がける。治療的かかわりの落とし穴の一つは、いつの間にか深く患者に関与し、患者の病的行動パターンを永続化させ、慢性化への道をたどらせることである[23]。他方、相互信頼（ラポール）に至る過程で、同一化（その人の気持ちと同じようになる、客観性を失う）を経なければならない時期はあるが、この場合は同一化が過度になっていないかのセルフモニタリングが必要である。

❹ 信頼関係

患者に誠実に向き合い、話をよく聴き、気持ちをくみとることにより信頼関係は築かれる。「信頼関係」という言葉が独り歩きしないように、何をもって患者と信頼関係が築くことができたとするのかを考える。実習終了後、患者との関係がどのように変化したのかを振り返る、カンファレンスで信頼関係をテーマとして話し合うなどするとよい。

❺ プロセスレコード

患者とのかかわりのなかで気になった場面を焦点化し、患者の言動、自分が感じたこと・思ったこと、自分の言動、考察、自己評価を記述する。患者とのかかわりを客観的に見直すことで、自分の感情や反応の仕方、自分の言動が患者に及ぼす影響、患者の言動が自分に及ぼす影響を知る。

自己評価で、かかわりで難しかった点や困った点、上手くいった点の理由を考えることをとおして、自分の働きかけの傾向に気づくことになる。

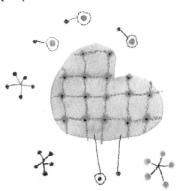

4 | 精神看護学実習での学び

1 実習体制

　教育機関や実習施設に各々の事情があることは承知であるが、前半に看護過程の展開を主とする精神科病棟実習、後半は地域活動支援センターや就労継続支援Ｂ型事業所などの支援施設での実習の組み合わせが望ましい。精神疾患の回復過程、治療とリハビリテーション、病院治療から地域ケアの流れがとらえられやすいからである。

2 学生の変化

　「精神科の患者さんにどう声をかけていいのかわからない」、「自分が発する言葉で、状態が悪くなるのではないか」、「精神の病気をもつ人には構えてしまう」と、実習前に患者に声をかけるところから不安になる学生は少なくない。

　しかしながら、実習が終わる頃になると、「コミュニケーションがとれない人たちだと思っていたが、そうではなかった。ふつうの人と変わらなかった」、「退院して地域で生活できるまでよくなるのは驚きだった」と、肯定的な印象や意外性を感じる学生は多い。

　なかには「マイナスの患者イメージは変わらなかった」、「精神科の患者にはやっぱり身構えてしまう」と、正直に述べる学生もいる。実習前後の自分の精神障害者観の変化（不変も含む）について、ぜひ振返ってほしい。

3 カンファレンスの意義

　日々のカンファレンスでは、その日行ってきたなかで何が看護援助であったか、どのような働きかけの工夫が必要だったのかを吟味

する。あるいは突発的な出来事に遭遇し困ったこと、患者の言動への対応がわからなかったことをテーマにしてもよい。引っかかりやモヤモヤを残さないようにする。

　学生間で共有し、翌日からの看護支援に活かせるヒントを得る、多様な視点から事象をとらえ直すことを通して、実習の学びを深めていく。多職種カンファレンスに参加する場合は、各職種の専門性や役割、職種間の協働の実際を知る機会となる。

＊

　実習の醍醐味は、精神を病む人のリアルな生活を、学生の感性に沿って体験できることである。精神を病む患者とかかわっていると、人が生きるとはどういうことなのかという人間存在の根幹に関する疑問にぶつかることがある。実習により学生が得られるものは、人間理解といってもよいのかもしれない。

精神看護学実習の目標

- 患者－看護師関係がもつ治療的意味を見いだす
- 症状や障害によってもたらされる苦痛や苦悩の理解を深める
- 多職種連携と精神看護の専門性を考える
- 地域精神保健システムの在り方と支援施設の役割を理解する

カンファレンスのテーマ

- 精神科のコミュニケーション
- 妄想的発言への対応
- 退院支援
- 病識を知るには
- 患者との距離 など

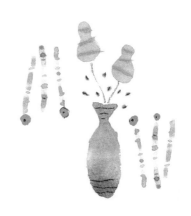

引用文献

1）American Psychiatric Nurses Association PSYCHIATRIC － MENTAL HEALTH NURSES. https://www.apna.org/i4a/pages/index.cfm?pageid=3292#1（2019.8.8）
2）Royal College of Nursing Mental Health Nursing. https://www.rcn.org.uk/clinical-topics/mental-health（2019.8.8）
3）日本精神科看護協会 精神科看護の定義. http://www.jpna.jp/outline/define.html（2019.8.8）
4）厚生労働省：みんなのメンタルヘルス、https://www.mhlw.go.jp/kokoro/nation/law.html、2019年12月8日検索
5）木田孝太郎：心をみまもる人のために－精神の看護学、p.117、学習研究社、2001
6）G.シュヴィング（小川信男、船渡川佐和子訳）：精神病者の魂への道、p.11-12、みすず書房、1985
7）中井久夫、山口直彦：看護のための精神医学、p.134、医学書院、2001
8）Joyce Travelbee（長谷川浩、藤枝知子訳）：トラベルビー 人間対人間の看護、p.122～125、医学書院、2018
9）南裕子、稲岡文昭監修、粕田孝行編集：セルフケア概念と看護実践－Dr. P. R. Underwoodの視点から、p.46、へるす出版、2011
10）Dorothea E. Orem E. オレム（小野寺杜紀訳）：オレム看護論 看護実践における基本概念、第4版、p.42、医学書院、2005
11）南裕子、稲岡文昭監修、粕田孝行編集：セルフケア概念と看護実践、p.65、へるす出版、2011
12）野嶋佐由美、粕田孝行、宇佐美しおり：セルフケア看護アプローチ－理と実践-そして創造、p.37～44、日総研、2000
13）Hildegard E. Peplau（稲田八重子、小林冨美栄、武山満智子他訳）：ペプロウ 人間関係の看護論、p.15～16、医学書院、2016
14）中山洋子著、筒井真優美編：ヒルデガード E. ペプロウ－看護における人間関係の概念枠組、看護理論家の業績と理論評価、p.103、医学書院、2019.
15）外間邦江、外口玉子：精神科看護の展開 患者との接点をさぐる、p.85、医学書院、2004
16）Joyce Travelbee（長谷川浩、藤枝知子訳）：トラベルビー 人間対人間の看護、p.4、医学書院、2018
17）Joyce Travelbee（長谷川浩、藤枝知子訳）：トラベルビー 人間対人間の看護、p.22～23、医学書院、2018
18）外間邦江、外口玉子：精神科看護の展開－患者との接点をさぐる、p.114～117、医学書院、2004
19）木田孝太郎：心をみまもる人のために－精神の看護学、p.81、学習研究社、2001
20）中井久夫：[新版]精神科治療の覚書、p.104、日本評論社、2014
21）外間邦江、外口玉子：精神科看護の展開－患者との接点をさぐる、p.113、医学書院、2004
22）Joyce Travelbee（長谷川浩、藤枝知子訳）：トラベルビー 人間対人間の看護、p.134、医学書院、2018
23）Anita W.O'Toole & Sheila R.Welt.（池田明子、小口徹、川口優子他訳）：ペプロウ看護論－看護実践における対人関係理論、p.174、医学書院、2017
24）ロン・コールマン（平直子訳）：回復は孤立の中では起こらない、臨床心理学研究、38（4）：89～100、2001
25）Deegan, P.E.：Recovery: The lived experience of rehabilitation. Psychosocial Rehabilitation Journal, 11（4）：11～19, 1988

参考文献

1）岡田靖雄：日本精神科医療史、医学書院、2002
2）落合滋之監修、秋山剛、音羽健司編集：精神神経疾患ビジュアルブック、学研メディカル秀潤社、2016
3）渡辺雅幸：専門医がやさしく語る はじめての精神医学、中山書店、2007
4）野村総一郎、樋口輝彦監修、尾崎紀夫、朝田隆、村井俊哉編集：標準精神医学、第6版、医学書院、2015
5）Neel Burton（朝田隆監訳）：みるよむわかる精神医学入門、医学書院、2015

第2章
看護過程の実際

1 統合失調症

2 気分障害

3 認知症

4 摂食障害

5 アルコール依存症

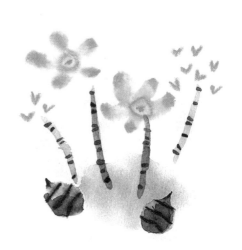

統合失調症

病態生理

❶ 統合失調症とは

統合失調症（schizophrenia）は、精神障害の代表的な疾患であり、精神病床への入院患者数がもっとも多い疾患である。

発病危険率は、0.7〜0.8％とされている。発病率に明らかな性差は認められておらず、国や民族、時代を問わずほぼ一定である。

発症年齢は、20代がもっとも多く、10代後半〜30代半ばの間に発症する者が大部分を占める。発病のピークは、男性で15〜24歳、女性で25〜34歳であり、男性のほうがやや早い[1]。

❷ 病因

根本的な原因は不明であるが、原因は単一のものではなく、複数の原因が複雑に絡み合って発病すると考えられている。家族研究（統合失調症患者との血縁が近いほど統合失調症罹患率が高い）や双生児研究（統合失調症罹患一致率は二卵性双生児より一卵性双生児のほうが高い）によって示される遺伝的要因や、脳内ドパミンやグルタル酸などの神経伝達物質の異常といった神経化学的変化などの生物学的要因と、後天的な要因である環境要因（産科合併症の既往、母体のウィルス感染など）が関連していると考えられている。

今日では、生物学的要因や環境要因によって統合失調症への脆弱性（もろさ）を抱えるところに、身体的あるいは心理社会的ストレスが加わることによって発症するというストレス脆弱性モデルが唱えられている。発病や再発へとつながるストレスの強さは各個人の脆弱性の程度によって異なる。

❸ 病型

統合失調症は、その病気の現れ方や経過、予後の特徴によって、いくつかの病型に分類される。代表的なものでは破瓜型（解体型）、妄想型、緊張型があるが、DSM-5では緊張型を除いて型別に分ける根拠が乏しいとの理由から型別での分類は記載がなくなった[2]。

①破瓜型（解体型）

破瓜は思春期を表す言葉であり、発病年齢は15〜25歳[3]と若年である。思考は解体し、会話はまとまりがなく、感情鈍麻や自発性の減退などの陰性症状が中心となる[2]。その一方で、妄想や幻覚はあまり目立たず、統合失調症の発病に気づかれずに経過し、無為・自閉的な生活を送るなかで社会的に孤立した状態になることも少なくなく、予後は不良である。

②妄想型

他の病型に比べて発病年齢は遅く、20代後半以降に発病することが多い。妄想または幻覚・妄想状態が急激に出現し、その内容は

被害的なものが多い。感情や意欲の障害などの陰性症状はそれほど顕著ではなく、人格水準はあまり低下せずに経過することが多い。

③緊張型

精神運動性障害が顕著であり、急激に発症する。不安と緊張感が強く、興奮と昏迷のような両極端の状態を呈する。20代前後の発病が多いが、再発と寛解を繰り返しても、一般的に予後はよい。

その他、ICD-10では統合失調症の診断基準を満たすが、上記のどの亜型にも合致しない鑑別不能型や、統合失調症の後に生じる抑うつエピソードである統合失調症後抑うつ[4]、統合失調症の経過のなかで慢性段階に移行し、陰性症状が長期間持続する残遺型、陰性症状が潜行性かつ進行的に発展する単純型[1]がある。

❹ 経過・予後

経過と予後はさまざまであるが、長期的な視点でみると、約半数は完全にあるいは軽度の障害を残して回復し、社会的に良好な転帰を迎えることが可能である。

統合失調症発病後の最初の2年間は再発が起こりやすく、3/4近くの患者が5年以内に再発を経験する。また、臨床症状や社会的機能などの悪化は、発症初期に生じやすく、発症後2〜5年経つと安定化するため、早期に十分な治療を施すことが重要である[1]。

その他、統合失調症では自殺への注意が必要である。統合失調症患者の自殺率はおよそ10%[5]で、自殺による死亡率は一般人口の約10倍[1]となっている。

❺ 症状

発症前は、不眠や不安、感覚過敏といった統合失調症に非特異的な症状（前駆症状）がみられることが多い。統合失調症に特異的な症状を以下に示す。

①**幻覚**：知覚の障害であり、実際にはないはずのものをあるように感じる。もっとも多くみられるものは人の声が聞こえる幻聴であり、その声の内容は、批判や命令、悪口など、本人にとって苦痛を感じるものが多い。その他、身体に異常な症状や感覚を感じる体感幻覚や幻嗅、幻味、幻視などがある。

②**妄想**：実際にはありえない間違った考えを強く信じ込み、修正することが困難な状態となる。悪口をいわれているといった被害感の強い被害妄想や、周囲の出来事を自分に関連づけて考える関係妄想が多くみられる。統合失調症にみられる妄想は、周囲の人が心理的に了解することが不可能な一次妄想（真性妄想）が多い。二次妄想は、その発生や内容が患者の状況から心理的に了解できる面が多い。

③**自我障害**：自我の境界が弱まり、自分の考えや行動が自分のものであるという意識が障害される[1]。特徴的なものとして、自分の考えや行動が誰かに操られていると感じるさせられ体験（作為体験）があるほか、人の考えを吹き込まれるという思考吹入、自分の考えが抜き取られる思考奪取、自分の考えが周囲に伝わっているという思考伝播などがある。

④**思考過程・会話の障害**：思考の進行にあたって、内容の関連性と統一性が欠け、会話の文脈にまとまりがなくなり、話の筋が通らなくなることを連合弛緩とよぶ。連合弛緩が著しくなると支離滅裂になり、会話はほとんど意味をなさない状態となる。

⑤**意欲・行動の障害**：何かを行おうとする意欲や、物事を根気よく持続することができなくなる自発性の減退が多くの患者にみられる。自発性の減退が著しくなると終日臥床して過ごす無為となる。

⑥**感情障害**：喜怒哀楽といった感情の表出が全体的に乏しくなった状態を感情鈍麻（感

情の平板化）という。感情が動かない状態となり、周囲の人と情緒的交流ももちにくくなる。

⑦**自閉**：外界への現実的意味合いが失われ、現実世界との接触を拒み、自分だけの世界に閉じこもって生活すること。

⑧**疎通性の障害**：統合失調症患者と会話をしていても、感情の共感性が乏しく、意思の通じにくさを感じることがあり、これを疎通性の障害という。

⑨**病識の障害**：とくに急性期の患者は、自分自身が病気であるという自覚（病識）が乏しい。しかし、自分自身に対して何かおかしいという漠然とした感覚（病感）はもっていることが多い。

＊

統合失調症の症状は、陽性症状と陰性症状に大別でき、陽性症状は幻覚、妄想、自我障害など、目立つ症状であり、抗精神病薬が効きやすい面をもつ。陰性症状は、感情障害や自発性の減退、思考や会話の貧困などの症状であり、あまり目立たず潜伏的に進行し、抗精神病薬にも反応しにくい。急性期では陽性症状が顕著に現れ、陽性症状に遅れて陰性症状が出現する。

❻ 治療

治療は、薬物療法を中心とした身体的治療と、精神療法や社会生活技能訓練（SST）といった心理社会的療法を組み合わせて行われる。代表的なものを以下に示す。

■身体的治療

①薬物療法

抗精神病薬が主として用いられる。従来はクロルプロマジン塩酸塩やハロペリドールなどの定型抗精神病薬が使用されていたが、副作用で錐体外路症状（パーキンソン症状やジストニアなど）を生じやすかった。現在は、定型抗精神病薬よりも副作用の出現が少なく、陰性症状にも効果が認められる非定型抗精神病薬（オランザピンやクエチアピンフマル酸塩など）が用いられることが増えた。

②電気けいれん療法

（ECT：electroconvulsive therapy）

薬物治療の効果が乏しい場合や、緊張性の混迷や興奮が著しい場合などには、電気けいれん療法が行われることがある。現在はより安全性の高い修正型ECT（mECT：modified electroconvulsive therapy）が普及している。

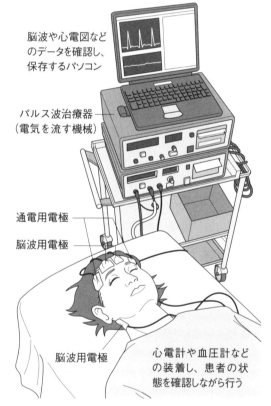

脳波や心電図などのデータを確認し、保存するパソコン

パルス波治療器（電気を流す機械）

通電用電極

脳波用電極

脳波用電極

心電計や血圧計などの装着し、患者の状態を確認しながら行う

図1　修正型ECT

■心理社会的療法

①精神療法

　支持的精神療法を基本として、患者との良好な治療関係の構築を図る。支持的精神療法では患者のつらさや苦しさに対して共感を示し、受容的な態度で接する。集団で行う集団精神療法や家族を対象とした家族療法などもある。

②心理教育

　患者や家族に対して、統合失調症や治療についての正しい知識や情報、統合失調症とのつきあい方などをわかりやすく伝えることで、病気や治療に対する理解の深まりや対処方法の獲得などをめざす。

③社会生活技能訓練

　（SST：social skills training）

　患者が困難を感じるような対人行動に関して、対人関係技能を中心とした生活技能の訓練を行うことで、好ましい社会生活技能の獲得をめざす。

④作業療法

　作業活動によって、楽しみや達成感などを体験し、活動性の向上や精神症状の軽減、生活リズムや社会生活機能の回復などをめざす。患者の健康的な部分に働きかける。

＊

　統合失調症の治療は、急性期は速やかな精神症状の改善に努め、社会的機能の低下を最小限に食い止めることが必要[1]であり、薬物治療が治療の柱となる。急性期を乗り越えた消耗期（休息期）は、徐々に現実的な考えができるようになる時期であり、薬物治療に加えて、心理社会的療法を導入し、治療継続や再発予防に向けたかかわりを始めていく。消耗期を経た患者は回復期に入る。再発を防ぎ、社会的機能を維持向上できるよう、外来や在宅におけるサポートが重要になる。

引用文献

1) 鈴木道雄：第12章 統合失調症、尾崎紀夫ほか；標準精神医学、第7版、p.317〜340、医学書院、2018
2) 渡辺雅幸：専門医がやさしく語るはじめての精神医学、改訂第2版、p.64〜93、中山書店、2015
3) 阿部裕：統合失調症と関連疾患、萱間真美、野田文隆編；看護学テキストNiCE精神看護学Ⅱ、臨床で活かすケア、第2版、p.48〜57、南江堂、2015
4) 上野修一ほか：統合失調症、統合失調症型障害および妄想性障害（F2）、瀧川薫編；精神保健看護学、p.109〜113、株式会社オーム社、2013
5) C.カトナほか（島悟監訳）：図説精神医学入門、第3版、p.10〜17、日本評論社、2008

参考文献

1) 功刀浩：図解やさしくわかる統合失調症、ナツメ社、2014
2) 吉浜文洋：統合失調症の理解と看護、吉浜文洋ほか；学生のための精神看護学、p.138〜160、医学書院、2010
3) 石川幸代：16 統合失調症、川野雅資編；エビデンスに基づく精神科看護ケア関連図、p.124〜130、中央法規出版、2009

▶**氏名、性別、年齢**　A氏、男性、26歳

▶**診断名**　統合失調症

▶**入院形態**　医療保護入院

▶**主症状**　被害妄想、幻聴、不眠

▶**生活史**　発達発育に問題なし。地元の高校から調理師専門学校に進学し調理師免許を取得。20歳で卒業し、市街地のホテルに調理師として就職した。

▶**家族構成**　両親（父56歳、母53歳）と同居。結婚し隣県で暮らす姉（28歳）が1人いる。

▶**病前性格**　内気、真面目

▶**現病歴**

　職場での評判は上々だった。25歳時、些細な発注のミスにひどく落ち込み、同時期より不眠が出現。急に壁に向かって怒鳴るなど奇異な言動が目立ち始めた。心配して声をかけた上司に「お前も俺をバカにするのか」と声を荒げ帰宅、そのままホテルを退職した。

　両親に説得され母親付き添いでB病院精神科を受診し統合失調症と診断され3か月間入院。退院後は両親の声かけによって外来治療を継続できていた。2か月前から弁当販売を行う就労継続支援B型事業所への通所を開始。直後からたびたび夜中に起きているA氏を心配した父親が体調を尋ねると「思うように働けない」と呟き、母親が「お薬を飲んでいるし、仕方ないわよ」と声をかける。その後も通所していたが、「みんながバカにする」と訴え出し自室に引きこもる。何日も食事や入浴をしないため、両親が嫌がるA氏を説得しB病院を受診。主治医が入院の必要性を説明しても同意せず。父親の同意による医療保護入院となる。

▶**入院後の経過**

　入院初日は抗精神病薬に対して「飲む必要がない」と拒否的姿勢を示す。3日目からは拒否なく服用するようになり、看護師や医師と現実的な会話ができるようになったが、時々「自分はそこまで薬が必要だとは思わない」と話す。

　食事も拒食がみられたが、3日目からは全量摂取しており、現在は配膳や下膳時に看護師へ「ありがとう」と話す。排泄は問題なし。入院時頭髪はべたつき、異臭もあったことから入浴を促すも「世界を滅ぼすつもりか」などと声を荒げ浴室に移動することをかたくなに拒む。

　入院6日目、看護師が入浴を促したところ、周囲を警戒しながらも浴室に移動し入浴した。一方、看護師が声をかけなければ洗面や歯磨き、髭剃り、入浴をすることはなく、1日中自室のベッド上で過ごす。周囲を警戒する様子はあるが、デイルームで同世代の男性患者と会話をすることは可能であり、声をかけ促すことで、ラジオ体操や作業療法へ参加することも徐々にできている。

　両親が面会に来るとA氏はうれしそうに話しをしている。ある日の面会で「母さんが『薬を飲んでいるから仕方がない』って言ったのは、薬を飲むなってことだと思った」とA氏が話したところ、母親はショックを受けた様子だった。その日の帰り際、看護師が両親に声をかけると、「私の声のかけ方が悪かったせいでAは入院してしまった。かかわり方がわからなくなりました」と母親が涙ながらに話す。

▶**検査データ**　身長175cm、体重68kg（前回入院時65kg）、体温35.7℃、脈拍78回/分（正常）、呼吸数23回/分、血圧128/68mmHg、ALT 24IU/L、AST 18IU/L、γ-GTP 44IU/L、総タンパク7.2g/dL、アルブミン4.3g/dL

▶**処方内容**　リスペリドン（2mg）2錠/朝・夕、ビペリデン塩酸塩（1mg）2錠/朝・夕、ニトラゼパム（5mg）1錠/就寝前、便秘時：ピコスルファートナトリウム水和物（2.5mg）2錠、頓用（不眠時）：ニトラゼパム（5mg）1錠

▶**治療方針**　薬物療法、精神療法、心理教育

アセスメントのポイント

● 視点

①入院までの経過

入院期間の長さや回数、初発年齢を踏まえて、患者の社会経験や発達課題の達成度を査定する。また、入院までの経過より、疾患による生活上の問題や家族・周囲との関係性、生活者としての患者を知り、回復のイメージや退院後の生活に対する査定に活用する。患者によっては、再燃前に同一の傾向や状況が繰り返しみられるため、患者が前駆症状や予兆を把握できるように努める。

②精神機能

意識、情動、思考、判断、知覚、記憶など、その内容は多岐にわたる。患者にとって症状により阻害されている部分と生活に与える影響を査定する。症状による患者の心理的苦痛にも視点を向ける。精神症状は、患者自身が症状と認識していないことが多いため、主観的情報と客観的情報の双方を照らし合わせることが重要である。

③病気と治療に対する認識

とくに初期は、自分が病気であることを認識できない患者が多いが、患者の病気や治療に対する受け止め方は、受療行動や病気との付き合い方などに影響する。患者の病識には、統合失調症に対する心理的な否認や社会から向けられる偏見への恐れも影響することを留意しながら患者の病気や入院治療に対する思いを把握し、治療や看護に活用する。病識の程度は患者によって異なり、病名を把握している程度から、治療の必要性を理解し再発予防行動を心がけている者もいる。患者の言動からその程度を把握する。

④身体状態

抗精神病薬の内服によって痛みの閾値が高くなることや、病的世界が優位な生活となり自分の身体状態に関心を向けにくいことから、患者は身体的異常を訴えにくい。訴えたとしても精神症状様の訴えであることがあるため注意する。また、抗精神病薬の副作用として便秘や尿閉といった身体症状も出現しやすい。患者の身体所見や血液データなどの変化には注意を払い、身体状態の異常を早期に発見できるように努める。

⑤日常生活

症状や障害が、日常生活行動の自立度や対人交流に与える影響を査定する。また、自分にとって気をつけるべきストレッサーやストレス状態を把握していない患者がいる。患者のストレッサーや実際のストレスコーピング、ストレスと精神状態の悪化の関連を査定する。

⑥患者のもつ力

看護支援として、患者の問題に働きかけることは重要であるが、同時に、患者の健康的な側面、健やかさに着目し、その能力や力を伸ばすかかわりも大切である。患者のなかには自尊感情や自己肯定感が低い者も少なくない。患者の健やかさをとらえ、患者の強みになり得るものとして支援に活用していく。レジリエンスやエンパワメントの視点も看護支援に加えていく。

> **NOTE**
>
> **レジリエンス**
> 苦難に耐えて自分自身を修復する心の回復力、ストレスをはね返すしなやかさと持続性をもった力。レジリエンスは生まれもった性質ではなく、そのときどきの状況や環境との相互作用によって変化する[1]。
>
> **エンパワメント**
> 患者が自身の健康と生活のコントロールが自分にあると思えることで、潜在力を発揮していく過程をあらわす概念[2]。

引用文献
1）武井麻子：回復（リカバリー）を支える力「レジリエンス」、系統看護学講座 専門分野Ⅱ 精神看護学（1）精神看護の基礎、第5版（武井麻子著者代表）、p.49〜51、医学書院、2017
2）遠藤淑美：精神保健福祉に関する啓発と教育、系統看護学講座 別巻、精神保健福祉、第3版、p.67〜73、医学書院、2016

⑦家族に対する支援

　家族のなかには、入院させたことへの自責感や後ろめたさや、症状の標的になっていた者であれば患者に批判的な思いを抱く者もいる。これまでの苦労や努力を労い、家族の気持ちを理解し安心感を与えるような対応が必要である。患者とのかかわり方や患者に対する発言から、家族の病気に対する理解度や不安、負担感等を査定する。

情報収集とアセスメント

項目	情報	アセスメント
入院までの経過	・25歳時、仕事でのミスをきっかけに不眠、幻聴が出現し、両親の説得で精神科を受診、統合失調症と診断され3か月間入院した ・退院後外来通院を継続していたが、両親からの声かけを必要とした ・2か月前より就労継続支援B型事業所への通所開始したが、思うように働けなかった。不眠、被害的な訴えが出現し、自室に閉じこもり食事・入浴などを行わず。両親が付き添いB病院を受診、2回目の入院（医療保護）となる ・専門学校を卒業後は、25歳で統合失調症を発病するまでホテルでの調理師業務を問題なく行っていた	●元来真面目な性格であり、仕事でのミスが過大な心的負担となった可能性がある ●外来通院時に両親の声かけを必要としたことや、入院の必要性を強く否定していることから、A氏は、病識の欠如や治療継続の重要性を認識できていない可能性がある ●A氏は就労経験があり、発病前までは自立した生活を送ることができていた。現在のA氏は、エリクソンの発達課題では前成人期にあり、発達課題は親密性vs孤独が該当する。今後有益な親密性が獲得できなければ、危機である孤独状態に陥る可能性がある
精神機能	・幻覚・妄想が顕著なときは、他者に対し声を荒げたり、被害的な訴えが聴かれた ・現在も周囲を警戒する様子がみられる	●A氏には被害的な幻聴や妄想が出現しており、日常生活行動や対人交流に影響を及ぼしていることが考えられる
自己実現（病気や治療に対する認識）	・「薬を飲む必要はない」といった服薬に対する否定的な発言あり ・入院前は、母親の声かけをきっかけにして内服を中断した ・「バカにされている」などの発言が入院前にきかれていた	●外来通院時には両親からの声かけを必要としていたことからも、A氏は病識の欠如や治療・病気への理解が不十分である可能性がある。この状態は、主体的な受療行動を妨げ、退院後の服薬拒否や治療中断につながる危険性をもつ。今後、A氏が病気や治療についてどのような認識をもっているのか、確認していく必要がある ●幻聴や妄想の内容はA氏のことを卑下するものだと考えられる
身体疾患および全身状態	・体重68kg、BMI 22.2、血液データに異常値なし ・入浴：家では毎日2時間入っていた	●BMIや血液データは正常範囲内であり、現時点では問題はみられない ●適正範囲内であるが、前回入院時より3kgの体重増加がある。内服薬の副作用に体重増加があるため、継続した観察が必要である
日常生活	・入院当初は拒食がみられたが、現在は全量摂取できている ・排泄は問題なし ・夜間は良眠できている ・看護師が声をかけなければ、一日中自室のベッド上で過ごす。促しによってラジオ体操や作業療法に参加することは可能	●食事、排泄、睡眠について現在問題はみられないが、症状再燃・悪化時には不眠傾向がみられること、内服薬の副作用に便秘・尿閉があることから、継続した観察は必要である ●臥床傾向を認めるが、活動などに参加することは可能。被害的な幻聴や妄想の存在を考慮しながら、適宜、活動や対人交流を進めていくことで、現実世界との結びつきが強化されると考えられる

項目	情報	アセスメント
個人衛生	・自分から入浴を行うことはない。入浴時の清潔行動自体は自立しているが、洗髪時などに手が止まることがあり、その際は声かけが必要。 ・髭剃りは看護師の促しが必要。行為自体は自立 ・衣服が汚れても更衣しようとしない。入浴時も看護師が声をかけないと同じ衣服を再び着ようとする	●清潔行動に関して、行動の機能的側面に問題はないが、取りかかりや遂行に対しては声かけが必要な状況である。理由として、幻聴や妄想にとらわれ清潔行動に意識を向けることができないことや、清潔に対する意欲の低下や社会性の低下が考えられる。清潔さは対人交流に影響を与えるため、A氏の清潔に関する認識をとらえ、看護支援を行うことが必要である
金銭管理	・両親と同居しており、実家での経済的大黒柱は父親 ・浪費エピソードはない	●経済面は両親がサポートしている
安全保持	・ストレスに対する反応として、症状出現・再燃前には不眠がみられている	●A氏が状態悪化の徴候を把握できると、病状が悪化をする前に対処することができ、再発・再燃予防につながる
社会的相互作用	・自分から他患者に話しかけることはないが、話しかけられれば現実的な会話は可能。同世代の男性患者とは会話をすることがある ・会話時は自然な笑顔がみられることもある。周囲を警戒している際は表情が険しく、こわばっている	●被害妄想によって、安心した対人交流が限定されやすい状況である ●急激な対人関係の広がりは、A氏にとって脅威となる可能性がある。病状や対人交流時の反応を確認しながら、看護師が間に入るなどして少しずつ対人交流を広げ、他者に対する安心や信頼の獲得につなげていく
	・両親の面会時はうれしそうに話をしている。両親に対する拒否的な発言はない	●現在の両者の関係に亀裂や拒否などは認められず、両親の協力を今後も仰ぐことは可能な状態である。A氏にとって、サポートが得られる家族が身近にいるという点は、退院後地域生活を送る上で心強い存在となる
	・母親は今回のA氏の入院に関して自責感を感じている	●両親からA氏に対する自責的な思いや対応への不安が表出されている。今後、家族の不安や自責感が増強すると、過度の心的負担となって家族のサポート力に悪影響を及ぼす可能性がある。家族が疾患や治療、患者への理解を深めるとともに、思いを表出できるように適切な介入が必要である
	・看護師や医師と現実的な会話ができており、看護師のかかわりに対して「ありがとう」と伝えることができる	●医療者に対して感謝の言葉かけを行い、他者に対する気遣いができる点は、A氏の健康的な面として大事にしていく

参考文献
1）吉浜文洋：統合失調症の理解と看護、吉浜文洋、末安民生編；学生のための精神看護学、p.138〜160、医学書院、2010
2）石川幸代：16 統合失調症、川野雅資編著；エビデンスに基づく精神科看護ケア関連図、p.124〜130、中央法規出版、2009
3）水野恵理子：統合失調症−看護プロセス、山田幸宏他著；疾患別看護過程セミナー下巻、p.166〜177、サイオ出版、2018

全体関連図

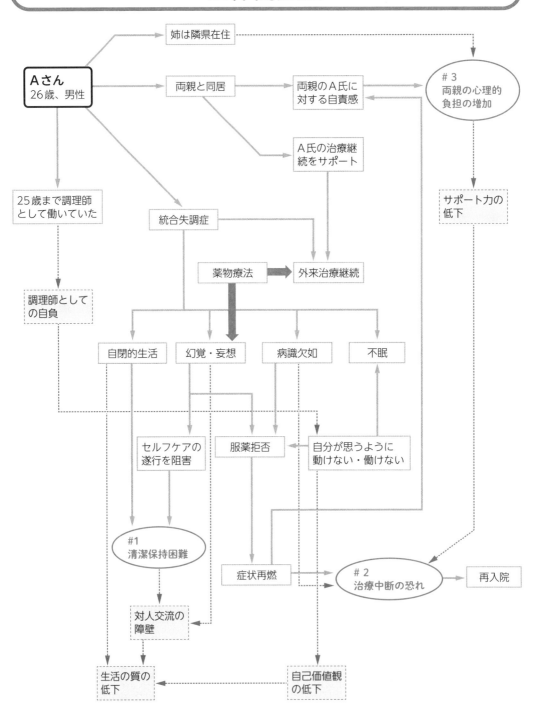

- 姉は隣県在住

- Aさん 26歳、男性

- 両親と同居
- 両親のA氏に対する自責感
- #3 両親の心理的負担の増加
- A氏の治療継続をサポート
- サポート力の低下

- 25歳まで調理師として働いていた
- 統合失調症
- 調理師としての自負

- 薬物療法
- 外来治療継続

- 自閉的生活
- 幻覚・妄想
- 病識欠如
- 不眠

- セルフケアの遂行を阻害
- 服薬拒否
- 自分が思うように動けない・働けない

- #1 清潔保持困難

- 症状再燃
- #2 治療中断の恐れ
- 再入院

- 対人交流の障壁

- 生活の質の低下
- 自己価値観の低下

| 顕在する状況 | → 実在する情報のつながり | ◯ 看護上の問題 |
| 潜在する状況 | ⇢ 潜在する情報のつながり | ⇒ 治療、対処 |

44

全体関連図の解説と看護の視点

A氏の看護問題

#1　精神症状によってセルフケア行動の遂行が阻害されることによる清潔保持困難

#2　病気や治療に対する理解不足による治療中断の恐れ

#3　両親の介護に対する自責感や不安による心理的負担増加のおそれ

　A氏を取り巻く現状を関連図に示した。A氏は、25歳時に統合失調症を発病した。前回の入院後は外来通院を継続していたが、今回、就労継続支援B型事業所に通所を開始し、思うように働けない自分の状態にショックを受けた。そして、不眠が出現するとともに、自分の動けない状態を改善するために服薬拒否に至ったと考える。精神症状が顕著にみられ、服薬拒否やセルフケア行動を十分にとることができない状態であったが、服薬を行うことで少しずつ状態は改善されてきている。

　A氏のセルフケア行動は、幻覚・妄想の存在に影響を受けやすい。幻覚・妄想に意識がとらわれることでセルフケア行動に関心を向けられず、また遂行が容易に中断されるため、清潔の保持が困難な状況（#1　清潔保持困難）である。また、自閉的な生活傾向から、意欲や社会性の低下も考えられる。精神症状の改善によって状態は徐々に回復することが期待できるが、清潔さは対人交流で相手が感じるA氏の印象を左右し得るほか、セルフケアの遂行によって現実感覚をより多く体験できる。

　A氏の発言から、病気や治療に関する認識の欠如が疑われる。また、外来通院に関して

も両親による声かけを必要としたことから、主体的な受療行動はとれていなかったことが考えられる。自分が思うように動けない・働けない原因を薬物治療に関連づけて服薬を中断したことや、幻覚・妄想に行動が左右されやすい現状を考えると、A氏の病気や治療への認識を確認し、主体的に受療行動がとれるように支援していかなければ、退院後に再び治療の中断、再燃、入院となる可能性は高い（#2　治療中断の恐れ）。A氏にとって精神症状の増悪は、セルフケアや対人関係といった日常生活にも大きく影響を与える。

　A氏は、これまで両親からサポートを受け生活をしてきたが、A氏の今回の再入院に対して両親は自責的になっている。今後、両親の不安や自責感が過度に増強すると、両親の介護への心的負担感が強くなり、サポート力に悪影響を及ぼす可能性がある（#3　心理的負担増加のおそれ）。A氏と両親の関係に現時点で大きな問題はみられないが、今後も良好な関係を維持していくためにも、両親が病気や症状に対する理解を深め、過度に心理的負担を抱えることなく適切にかかわることができることように支援していくことが望ましいと考える。

看護計画

#1 精神症状によってセルフケア行動の遂行が
阻害されることによる清潔保持困難

　幻覚や妄想が活発な時期は、日常生活行動よりも幻覚や妄想に意識が向きやすく、これまで行うことができていた日常生活行動への取り組みが疎かになりやすい。また、自閉的な生活傾向に傾くことで、現実世界に対する関心が薄れ、自分の内的世界に没頭し、日常生活に関心が向けられないこともある。

　現在のA氏は、清潔行為への取り組みがもっとも精神症状の影響を受けていると考えられる。身体の清潔を保つことは、皮膚や粘膜の生理機能を維持するだけでなく、心地よさや爽快感を得ることができる心理的側面や、対人交流時の他者に与える印象に大きくかかわる社会的側面を持ち合わせているため、適切な支援が重要となる。

　精神科での清潔に対する援助は、全介助か

ら声かけや指示のみ必要な程度までと、患者によって必要な支援内容が異なる。A氏のように清潔行動の実施自体に問題はないが、自らは行動にとりかからなかったり、途中で行動が止まってしまったりする場合は、看護師が直接清潔行動を手伝うのではなく、患者に行動を促す声かけや関心を向けられるような声かけが必要となる。

　支援内容を考える際は、患者が自分でできるかできないかだけを観察するのではなく、どのような援助があれば患者は自分でできるのかを適切に観察することが重要である。患者の症状や障害、能力や習慣などを十分に考慮し、患者個々の自立性や個別性を考慮した援助方法を考えていく。

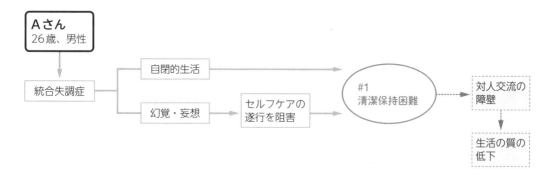

看護目標	自ら清潔保持行動の実施に関心を向けることができる

看護計画	根拠・理由
OP（観察項目） ①精神状態（幻覚・妄想の有無や程度、不安、意欲、集中力など） ②日常生活のセルフケア能力（自立度、関心を向けられるか、意欲の有無など） ③入浴や更衣などの清潔行動の実施状況（実施時の表情、発言内容、行動に移すまでの様子など）	❶精神状態がセルフケアに与える影響を査定する ❷❸介助が必要な部分を把握することは、患者の状態に即した支援を考える上で重要な情報となる
TP（直接的ケア） ①発言内容や行動のみに着目するのではなく、その思考や行動によってA氏が体験している苦痛や不安を十分に受け止める ②A氏に話しかける際は、やわらかい口調を意識し、ゆっくりと簡潔にわかりやすい言葉で話しかける ③A氏に混乱や戸惑いがみられる場合は、期待する行動を直接的な言葉（「入浴の時間です」など）で伝え、不必要な選択を求めない ④行動を促す際は、「見守っている、そばにいる」ということを伝え、安全の保障をする ⑤幻覚・妄想にとらわれ行動が途中で止まるときは、行動に集中できるように適宜声かけをする ⑥現在、できている部分は尊重し、必要に応じた介助をこころがける（A氏が自分でできることは手伝わない） ⑦焦らせず、A氏のペースにあわせるようにする ⑧清潔行動後は、「さっぱりしましたね」「気持ちよかったですね」など共感的な声かけを行う ⑨現在、目の前に起こっていることを話題にするなどし、現実的な体験を積み重ねる	❶A氏の苦痛や不安を受けとめ、A氏にとって看護師は安全な存在であることを認識してもらう ❷A氏に安心感を与え、無用な混乱を避ける ❸A氏の不安や混乱を増強させない ❹A氏の行動を見守ることで、A氏に安心感を与える ❺現実的な刺激を与え、再び関心を清潔行動に向けられるようにする ❻❼A氏の現在持つ能力を維持できるように努めるとともに、自尊感情の強化につなげる ❽❾A氏の現実的な感覚を強化することで、非現実的な世界にとらわれる時間を少なくする
EP（指導計画） ①清潔行動に自ら取り組んでいるときにはA氏の行動を褒め、認める ②清潔さや身だしなみの重要性を説明する（A氏の希望や今後の展望に絡めて説明する）	❶A氏の行動を肯定的に評価することで、意欲や自信につなげる ❷清潔さや身だしなみによって患者の対人交流が阻害されることがあることをA氏が理解できるように努める

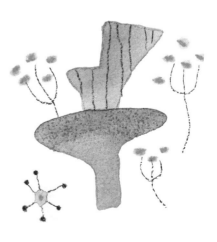

#2 病気や治療に対する理解不足による治療中断のおそれ

入院時のA氏の服薬に対する発言より、服薬・治療への理解不足や病識の乏しさをとらえることができる。また、A氏の幻覚や妄想の内容は被害的なものであることから、服薬に対しても被害的な思い込みをしている可能性がある。病識の欠如や服薬に対する誤った認識や理解不足は、退院後の服薬中断につながり、症状が再燃し治療を中断するおそれをもつ。加えて、服薬拒否の原因として抗精神病薬の副作用による苦痛や不快感の存在を考える必要がある。

A氏に顕著な副作用症状はみられていなかったが、抗精神病薬を内服しているなかで就労継続支援B型事業所への通所を開始し、自分が思うように働けない現状に直面したことが、内服の自己中断につながったと考えられる。抗精神病薬の服薬によって倦怠感や眠気、動きにくさなどを感じることは多いが、以前調理師として働いていたA氏にとって、就労継続支援B型事業所での自身の状況は、調理師としての自負心を打ち砕くものであった。その現状を何とか改善したいと考えるA

氏は、母親の「薬を飲んでいるから仕方がない」という励ましの言葉から自分の現状の原因を服薬に結びつけ、服薬の自己中断に至ったと考えられる。

精神科治療において確実な服薬の実施は重要であるが、病識の欠如や服薬中断が起こる背景にも視点を向け、その原因や理由をとらえることが個別性のある看護支援につながっていくことを忘れてはいけない。

入院前の状況を踏まえると、A氏は、これまで自分の病気や治療に積極的にはかかわっていなかった可能性がある。A氏が病気や治療、服薬についてどのように説明を受け、本人はどのようにとらえていたのか確認する必要がある。認識が不十分な点はA氏が理解できるようにていねいに説明を続け、内服することでよくなった状態についてはA氏とともに変化を振り返り、A氏自身が内服の効果を認識できるように働きかけていくことが重要である。退院後もA氏が規則的に治療や服薬を継続することができるよう、入院中から支援していく。

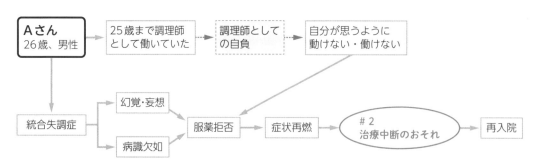

看護目標	服薬の効果を実感することができる
	服薬の必要性を知り、主体的に服薬行動をとることができる

看護計画	根拠・理由
OP (観察項目) ① 精神状態 (幻覚・妄想の有無・内容、病識・病感、拒絶など) ② 薬に関する発言 (訴えの内容と頻度、表情) ③ 服薬の仕方や態度 (拒否、怯え)、服薬後の行動 ④ 内服の効果実感の有無、程度 ⑤ 副作用の有無と程度 ⑥ 主治医や看護師との関係性 ⑦ 血液データ	❶ 精神状態が服薬や治療行動に与える影響を査定する ❷❸ 患者の服薬や治療に対する感情や思いが言動に表われることも多い ❹❺ 服薬の継続や中断の要素となる ❻ 医療者との信頼関係が治療継続の動機となる場合もある ❼ 薬剤によっては血中濃度の経時的観察が必要である
TP (直接的ケア) ① これまでの経過を一緒に振り返るとともに、入院や治療、服薬に対する思いを丁寧にきき、思いを引き出す ② 服薬の必要性について、A氏の理解度や思い、感情を確認しながら根気強く説明する ③ 振り返りをもとに、退院後の生活方法を一緒に考える。その際は、A氏の希望や考え、思いを確認しながら話を行う ④ 服薬をすることによってA氏が感じている効果や、つらい点を確認するとともに、医療者側からみたA氏の状態の変化 (回復状況) を伝える ⑤ 副作用について説明を行い、副作用が生じた際はA氏が自らも訴えられるようにする ⑥ 説明の内容でわからないことや理解できないことがないか適宜確認し、治療や服薬について、いつでも相談にのれることを伝える ⑦ A氏が思いを自由に表現できるよう否定的な批判は避け、訴えを十分に聞き、受容的な態度で接する ⑧ A氏に主体的な服薬行動など、望ましい行動がみられた際は、その行動を褒め、認める	❶ 思いや感情を表出することは、病気と向き合うための最初のステップとなる ❷❸ 一度の説明で患者が服薬の必要性を十分に理解することは難しいため、繰り返しの説明が必要である。安定した状態を維持するために服薬が必要であることを説明する ❹ 病状の安定や回復が服薬の効果であることをA氏が実感できるようにするとともに、つらい点に適宜対処することで、服薬の継続につなげることができる ❺ 副作用は患者に苦痛や不快感を生じさせ、服薬中断につながりやすい ❻ A氏のなかでの治療や服薬に対する不安や疑問に迅速に対応することで、服薬に対する否定的な感情が増強することを防ぐ ❼ A氏が自分の思いや感情を表出しやすい状況をつくる ❽ 肯定的なフィードバックは患者の自信や意欲を高め、行動継続につながる
EP (指導計画) ① 心理教育 (疾患・服薬教室) への参加を進める ② 医師と協力して病気の知識や情報、回復状況などをA氏と家族へ提供する	 ❷ 病気や治療、服薬に対する正しい知識や情報の獲得につなげる

#3 両親の介護に対する自責感や不安による心理的負担増加のおそれ

A氏は発病から現在に至るまで、両親からサポートを受けており、A氏にとって両親からのサポートは治療継続に欠かせないものであった。また、就労継続支援B型事業所に通い始めたA氏の異変（不眠の出現）に両親は気づいていたことから、病状悪化の早期発見・早期介入に協力を仰ぐことも可能である。

一方、A氏の姉は隣県に在住しており、A氏の介護について両親は身近に頼る人がおらず、自分たちで介護を一心に引き受けてきた。そのような状況のなかで、今回A氏が再入院したことに対して、両親、とくに母親は自分の言動がA氏の状態を悪化させたと感じ、自責的になっている。子どもが統合失調症を発病した場合、親は使命感や義務感をもって介護に臨んでいることが多い。義務感や使命感は患者への介護を継続する力となるが、過

度になると親自身の生活が疎かになり疲労感などを増強させ、望ましいサポート体制を維持することが難しくなる恐れがある。現状のA氏にとって、両親からのサポートがなくなることは治療中断や症状再燃の可能性を生じさせる。

A氏と両親の関係は、現時点では大きな問題はみられない。しかし、A氏の両親が改めてA氏の病気や症状に対する理解を深め、病期や状況に即した適切なかかわり方などを習得することは、A氏の療養環境を維持するだけでなく、両親が過度に負担を抱えることなく、自分たちの生活を送っていくためにも重要である。両親だけでA氏の介護を抱え込むことがないよう、必要時医療機関や社会資源を頼ることができるよう、情報提供を併せて行うとよい。

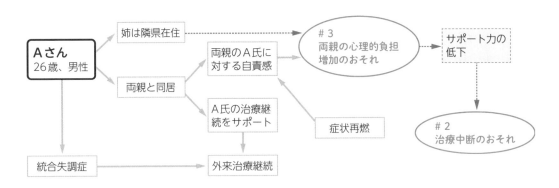

看護目標	家族がA氏の疾患やA氏へのかかわり方に対して理解を深めることができる

看護計画	根拠・理由
OP (観察項目) ①面会頻度と面会時の様子 (A氏との接し方や態度、会話内容や表情) ②A氏や疾患などに関する発言、かかわり方に対する理解度 ③家庭での家族関係や生活状況 ④家族の希望や期待、治療や看護への要望	❹家族の病気や治療に対する認識と家族の生活状況を把握することで、必要な支援内容を検討することができる
TP (直接的ケア) ①家族の気持ちや感情に寄り添い、温かい態度で対応する ②面会時は積極的に声をかけ、家族にいつでも相談・協力できる姿勢を示す ③入院までの労をねぎらう ④家族の状況や思い、A氏を受け入れる準備状態を理解した上で、A氏とのかかわり方 (できないところは手伝い、できるところは温かく見守るなど) を説明する ⑤家族自身の生活も大切にするように伝え、家族だけで抱え込まないことをそのつど伝える ⑥病気や治療・服薬についての説明は、一度にすべてを伝えるのではなく、家族の状況と理解度をふまえ、数回に分けて行っていく ⑦必要に応じてパンフレットやDVDなどを活用して家族が理解しやすい工夫をする ⑧家族のできているところ、工夫しているところは褒め、認める	❶❷家族に対して安心感を与え、家族が感情や思いを表出しやすい関係を構築する ❸家族も頑張ってきたことを認めることで、入院に対する自責感や負い目を軽減させる ❹❺適切なかかわり方を家族が習得することで、家族の過度な負担を防ぐとともに、患者にとっても効果的な療養環境となる ❻❼患者の入院当初は、家族も混乱し余裕がない場合も多いため、繰り返しの働きかけが必要である ❽家族の介護に対する自信を強化する
EP (指導計画) ①家族会や家族教室の存在を伝える ②入院生活や退院後の生活に活用できる社会資源 (保健医療福祉) や福祉制度に関する情報を提供する	❷適切な資源を利用することで家族の負担を減らすとともに、患者家族と地域社会とのつながりを保つ

ケアの実際と評価

● 清潔行動に対するアプローチ

　A氏が自ら清潔行動に取りかかることができるように、看護師は入浴時や洗面時などには声をかけ、行動を促した。A氏は行動の実施自体は問題ないため、看護師は直接介助することはせず、時間が多少かかったとしてもA氏が行動を終えるのを待った。

　入浴時などに途中で行動が止まる場面では「Aさん、次は背中を洗いましょうか」と取り組んでいる清潔行動に関心を向けられるよう声をかけることで、A氏は「そうでした」と清潔行動を続けることができた。また、実施後は、そのつど「さっぱりしましたね」などと看護師が笑顔で声をかけるようにし、A氏からも徐々に笑顔で「はい、さっぱりしました。やっぱり気持ちいいですね」と反応が返ってくるようになった。

●病気や治療への理解を深めるアプローチ

服薬時のA氏の行動が気になった看護師がA氏に服薬についての思いを問いかけたところ、A氏の服薬に対する感情が吐露された。看護師はA氏の話を途中で遮ることはせず、うなづきながら話を聞き、話が一段落付いたところでA氏のつらい気持ちに対して共感的な言葉かけを行った。そして、看護師からみたA氏にみられる薬の効果を伝え、「まずは自分が飲んでいるお薬や治療のことなどを知ることから始めませんか」と心理教育への参加を勧めたところ、A氏は了解した。

その後、心理教育に参加するA氏から「薬や病気についてちゃんと知れてよかった。最初のときにも説明は受けたけど、自分が精神病になったことがショックで話を聞く余裕がなかったし、頭に靄がかかっているような感じで正直よく覚えていなかった。それに、母親が一緒に説明を聞いていたから、自分がわからなくても大丈夫かなっていう思いもあった」という発言が聞かれた。

●家族へのアプローチ

看護師は、病院の家族教室のパンフレットを両親に渡し、家族教室の内容や参加者を説明するとともに、「前に『他の家族の話を聞いてみたい』と仰っていたので、参加をしてみませんか」と声をかけたところ、両親は次回の家族教室への参加を希望した。その後、2回ほど家族教室に参加した両親から声をかけられ、母親はA氏の発病から現在に至るつらかった心情や、世間からの疎外感が他の家族の話を聞くなかで軽減したことを伝えてきた。

また、「Aのことが可哀想で私たちが何とかしてあげなくちゃって思っていたんですけど、参加されている家族の方に『お子さんの人生はお子さんが自分で歩かなきゃ』と言われて肩の荷が少し下りました」と話を続けた。看護師が、両親のこれまでのサポートを肯定的に評価したうえで、これからは医療機関や社会資源を活用し、A氏の力を信じて両親の生活も大切にしてほしいことを伝えると両親は2人でうなずいていた。

●評価

看護師がA氏や両親と接する際は穏やかな口調を心がけ、相手を尊重するかかわりを続けたことで、A氏や両親の思いの表出が促され、働きかけるタイミングをつかむことができた。看護師の働きかけによって、A氏は病気や服薬への理解を深めるとともに、これまでの自分の認識を振り返り、病気や服薬に対する主体性を徐々にもつことができるようになった。

また、両親も自分たちのかかわりを振り返り、自分たちで抱え込みすぎない大切さを認識することができていた。これらのことから、看護目標は達成できたと考えられる。

プロセスレコード

日時：2020年　　月　　日　8時頃
場面：病室にて朝食後の内服薬を看護師がＡ氏に手渡した場面。病室にいたのは看護師とＡ氏の２名だけだった

この場面を選択した理由：Ａ氏の服薬時の行動が気になって声をかけたところ、Ａ氏から服薬に対する思いが表出された。そのときＡ氏の思いに圧倒され、どのように言葉を返そうかとても悩みながら対応したが、結果的にＡ氏は服薬教室に参加することを了解してくれた。この経験をこれからのかかわりにもつなげたいと考えた

Ａ氏の言動	患者/メンバーの言動から感じたこと・思ったこと	私の言動	考　察
①硬い表情で渡された薬包をしばらく見つめたあと、口に運び内服する	②Ａさん、どうしたんだろう。最近拒否はなかったけど、気になるところがあるのか	③Ａさん、どうしましたか	Ａさんの言動について、気になった点を本人に確認することができている
④いや、何もないです（表情は硬いままである）	⑤何もないっていっているけど、表情は硬いままだ。薬について気になっているところがあるんじゃないかな	⑥お薬について疑問や不安なことなどがあるのではないですか。もしそうだったらどんなことでもよいのでお話ししてくださいね	
⑦……（じっと看護師を見つめている）	⑧あれっ、黙っちゃった。どうしたのかな。どうすればいいかな。どうしよう	⑨……。（どうのように声をかけようか考えている）	Ａ氏の沈黙が、話をしようか迷っているためのものととらえることができていない。⑦の行動は、話しをしてよい人物かどうかを考えていたのだと思う
⑩あの……僕に薬は必要なのでしょうか。（真剣な表情ではっきりと話す）	⑪やっぱりＡさんのなかで薬に対して否定的な思いがあったんだ	⑫Ａさんは、自分には薬は必要ないんじゃないかと考えているのですね	⑫⑮と自分の思いを投げかけるのではなく、Ａ氏の発言を受けとめるような質問をすることができている
⑬はい。だって、薬を飲んでも飲まなくても何も変わらないし。これって薬は効いていない、僕には必要ないってことじゃないですか（看護師の目をみながら一気に話す）	⑭Ａさん、自分のなかに思いをため込んでいたのかな。それにしても、薬の効果を自分では感じていないのか。私たちからみたらよくなっているのがはっきりとわかるのに	⑮Ａさん、お薬についていろいろな思いを抱えながらも飲んでくれていたのですね。つらかったですよね	
⑯……（視線をそらし、うつむく）	⑰Ａさん、つらかっただろうな。Ａさんの状態がよくなっていることをわかってもらうにはどうしたらいいかな。私が思っていることを素直に伝えてもいいのかな	⑱Ａさん。私は、Ａさんが入院時と比べて最近よく眠れるようになったと感じているのですが、どうですか	⑱の発言は、Ａ氏の訴えを否定しているととらえられないか不安があったが、私はこう思うと伝えたことで、発言を押しつける印象を減らせたのかもしれない
⑲えっ。確かに、眠れるようになったけど……（顔をあげてこちらを見る）	⑳顔をあげてくれた。少し自分の変化に気づいてくれたみたい	㉑私はお薬の効果も大きいのではと思いますよ	
㉒そうなのかな。薬の効果って言われてもよくわからないよ（困ったような表情をする）	㉓薬の話をしても拒否する感じではないな。今なら服薬教室に興味をもってくれるかも	㉔Ａさん、まずは自分が飲んでいるお薬や治療のことなどを知ることから始めませんか	

自己評価
Ａ氏に対して、服薬の効果や必要性をわかってほしいと思いながらも、Ａ氏の表情や発言から読み取れる気持ちに視点を向けることで、自分の思いを押さえながらかかわることができた場面であった

指導者からのコメント
Ａ氏の発言内容だけでなく、仕草や表情にも関心を向け、Ａ氏の思いを考えながらかかわることができていたと思います。⑫⑮のようにＡ氏の言葉を反復することで、よりＡ氏の思いの表出が促されたのではないでしょうか

2 気分障害

病態生理

❶ 気分障害とは

気分障害（mood disorder）とは、ある程度の期間にわたって持続する気分（感情）の変化による苦痛から、日常生活に支障が生じる障害[1]である。気分障害には、抑うつ気分や意欲の低下、活動性の減少を主徴とするうつ病相（うつ状態）と、気分の高揚や活動性の亢進を主徴とする躁病相（躁状態）がある[2]。

健康な状態においても気分には浮き沈みがみられるものである。しかし気分障害では自分ではコントロールできないほどの激しい状態や、苦しくて生きているのがつらいほどのうつ状態といった気分の切り替えができないまま一定期間持続し、身体的および認知的な変化も伴って機能の障害をもたらすことが特徴的である。

うつ病相においては感情・思考・行動・身体に現れる症状によって日常生活に影響を及ぼすだけでなく、社会生活や人間関係も障害される。躁病相においては自制がきかず他者との距離を保てない状況になり、感情が高揚し疲労感がなく活発に行動する。

気分障害は本人の苦痛を伴うだけでなく、長期に渡る休養を要することもあり、就労・就学能力の低下を引き起こすことにつながり社会的損失は大きい。わが国においてもうつ病から生じる社会的負荷は甚大であることが指摘されており[3]、早急なうつ病対策が求められている。

気分障害の患者のなかには希死念慮を認める者もおり、自殺要因の１つにもあげられ、うつ状態にある者の自殺リスクの高さ[4]が指摘されている。このため早期発見と適切な対応が求められているが、相談することへの抵抗感から受診行動に至らない者も多く、早期受診するための教育・啓発と環境づくりが重要である。

❷ 発症機序

うつ病相のみを示す大うつ病性障害（うつ病）うつ病相と躁病相を伴う双極性障害の発症には遺伝的要素と環境的要素が関与する。うつ病では環境的要素（養育体験など）が大きな比重を占め、双極性障害は遺伝的要素の比重が高い。このほか死別、倒産、失職、近隣との人間関係など人生上の出来事（ライフイベント）といった心理・社会的要因もうつ病の発症誘因として重要である。

このなかでも離別・死別といった喪失体験はうつ病発症に大きな影響を及ぼす。とくに老年期においては地位・役割の喪失、経済・財政の問題、健康の喪失、配偶者や友人を失う、他者の庇護や援助を受けることが多くなるといった自立を失う、自己の生命の喪失の危機[5]といったさまざまな喪失を経験しうつや不安を生じさせる可能性がある。本人にとってその体験がもたらす意味を考え[6]心理・社会的状況を正しく理解し適切に対処することが大切である。そして、このような出来事

そのものに加えて、本来の性格傾向やストレス対処行動[7]、発症時点のソーシャルサポートが乏しいことなどがうつ病の発症に関連することも示唆されている。

この他にも薬理作用から類推された病態仮説(モノアミン仮説、神経伝達物質受容体仮説、モノアミン以外による病態説)も提唱されている。

❸ 分類・診断基準

WHOが作成している「疾病及び関連保健問題の国際統計分類(ICD：international statistical classification of diseases and related health problems)」ICD-10では、「気分[感情]障害」という用語が用いられ、「感情又は気分の抑うつ又は高揚への変化である障害」と従来の躁うつ病とうつ病を含む意味で用いられている。米国精神医学会が発表している「精神疾患の診断・統計マニュアル(DSM：diagnostic and statistical manual of mental disorders)」DSM-5による分類では、「症候論・家族歴・遺伝的な観点」からうつ病相のみを示す大うつ病性障害とうつ病相と躁病相を伴う双極性障害に大別されている。

❹ 疫学

2013～2015年度に川上が行った疫学調査[8]によると、DSM-Ⅳ診断における大うつ病性障害の12か月有病率(過去12か月に経験した者の割合)は2.7%、生涯有病率(調査時点までに病気を経験した者の割合)は5.7%であると報告されている。この調査ではDSM-Ⅳ生涯診断における「いずれかの気分障害(大うつ病、小うつ病、躁病エピソードなどを含む疾患グループ)」は、性別では女性に、年齢では65歳以上の者と比較し54歳以下の年齢に多いという結果が示されている。また同調査における双極性障害Ⅰ型の12か月有病率は0.2%、生涯有病率は0.4%であった。

❺ うつ状態にある人の臨床症状

次の2つの症状がうつ病の中核症状とされる。
①抑うつ気分：「気が滅入る」「気分が落ち込む」などと表現される。また、暗く沈んだ表情、涙もろさといった観察可能な形で表現される場合もある。
②興味・喜びの喪失：趣味や娯楽にも興味がもてず、仕事や学業にも関心が乏しい。

このほかに自責感・自己評価の低下、希死念慮(たえず脳裏を離れない、死にたいという考え)、自殺企図、意欲の低下(何もする気がしない、億劫で面倒くさい)、思考の抑制、行動の抑制、不安、焦燥、妄想(貧困妄想、心気妄想、罪業妄想)、睡眠障害などが認められる。

❻ 治療
■うつ病に対する治療

うつ病の治療では、まずは休養と環境調整が先行して行われる。ストレス因子を除去しストレス要因や責任から距離を取る。さらに薬物療法を中心として、精神療法に加え電気けいれん療法(ECT：electroconvulsive therapy)が選択されることも多い。また季節性の特徴をもつ症例に高照度光療法(bright light treatment)が用いられることもある。

①薬物療法

抗うつ薬の投与が基本となる。抗うつ薬には抑うつ気分改善作用、抗不安・焦燥作用、意欲亢進・抑制除去作用[9]が期待される。三環系抗うつ薬、四環系抗うつ薬、選択的セロトニン再取り込み阻害薬(SSRI)、セロトニン・ノルアドレナリン再取り込み阻害薬(SNRI)などがある。近年ではノルアドレナリン作動性・特異的セロトニン作動性抗うつ

薬（NaSSA）も副作用の出現が少ないことから選択されている。効果発現に2週間程度要するため不安や焦燥感が強いときは抗不安薬を、不眠があるときは睡眠薬を併用する。

嘔気、口渇、便秘、眠気などの副作用は開始直後から発現する。このように抗うつ薬開始直後は効果がみられず、副作用のみ目立ってしまうため患者は症状が増悪したと誤解して自己判断で中止してしまうことがある[10]。三環系抗うつ薬は抗コリン作用、抗α1作用、心毒性がみられ過量服用は致死的となり患者のQOLに影響を及ぼす。このため現在では副作用の少なさを考慮して第一選択はSSRIやSNRIになることが多い。しかしSSRIは悪心・嘔吐などの消化器症状が、SNRIでは排尿障害や消化器症状が認められている。NaSSAはこうした副作用が少ないが眠気や食欲増進に注意が必要である。

②精神療法

認知療法・認知行動療法や対人関係療法などが行われる。

・**認知療法・認知行動療法**：認知のあり方に働きかけて情緒状態を変化させ問題解決を図ることを目的とする。認知の偏りを修正し、問題解決を手助けすることで不快な感情を軽減することを図る。

・**対人関係療法**：重要な他者との間で現在生じている問題がうつ病を引き起こすことに着目し、患者が適応的な対人対処行動を身につけることで治療につなげる。

③電気けいれん療法
（ECT：electroconvulsive therapy）

頭部に通電して全身けいれんを生じさせる治療法。近年では安全性の高いパルス波、筋弛緩薬を使用する修正型ECT（mECT：modified electroconvulsive therapy）が普及している。うつ病患者に関しては自殺の危険性が高い、昏迷を伴っている場合など迅速な効果を必要とする症例や薬物療法に反応しない薬物治療抵抗性うつ病、身体的理由により薬物療法施行が難しい場合はECTが選択される。

看護師は患者・家族の不安を軽減するための説明やインフォームドコンセントのサポート、精神科および麻酔担当医の指示下において安全に実施できるよう治療および回復期の管理を援助する。

■双極性障害に対する治療

双極性障害は再発率が高く慢性の経過をたどることが多い。本人は躁状態を本来の自分の姿と考え、治療目標が高くなる。本人および周囲に対し双極性障害に関する理解を促し、治療目標の修正をはかる。薬物療法としては気分安定薬の使用が基本である。

①薬物療法

気分安定薬のうち、炭酸リチウムとバルプロ酸ナトリウムは抗躁効果が認められる。炭酸リチウムは有効血中濃度と副作用発現域の幅が狭いので血中濃度をモニタリングし、中毒症状の発現に注意する。

引用文献

1）永井良三監修：看護学大辞典、第6版、p.460、メヂカルフレンド社、2013
2）坂田三允：統合失調症・気分障害をもつ人の生活と看護ケア、p.173～174、中央法規、2004
3）佐渡充洋：うつ病による社会的損失はどの程度になるのか？-うつ病の疾病費用研究、精神神経学雑誌、116（2）：107-115、2014、https://journal.jspn.or.jp/jspn/openpdf/1160020107より2019.12.23検索
4）川上憲人：世界のうつ病、日本のうつ病-疫学研究の現在、医学のあゆみ、219（3）：925～929、2006
5）大森健一：高齢者の神経症性障害の概念の変遷と国際疾病分類、老年精神医学雑誌、15（4）：369-374、2004
6）高橋祥友：自殺の危機－臨床的評価と危機介入、p.38、金剛出版、1992
7）今野千聖ほか：一般人口における自殺の心理社会的な要因に関する疫学的研究、日大医学雑誌、75（2）：81-87、2016、https://www.jstage.jst.go.jp/article/numa/75/2/75_81/_pdf/-char/jaより2019.12.25検索
8）川上憲人ほか：世界精神保健日本調査セカンド、II有病率および受診行動、3精神障害等の有病率および受診行動、p.30-66、2016、http://wmhj2.jp/WMHJ 2 -2016R.pdfより2019.12.25検索
9）同上2）p.183
10）石関圭：抗うつ薬の副作用について、井上猛ほか編：こころの治療薬ハンドブック、第12版、p.337、星和書店、2019

参考文献

1）尾崎紀夫ほか編集：標準精神医学、第7版、医学書院、2018
2）上島国利ほか編集：ナースの精神医学、改訂5版、中外医学社、2019
3）浦部晶夫ほか編集：今日の治療薬2018-解説と便覧、南江堂、2018
4）日本精神科看護技術協会政策・業務委員会：精神科看護ガイドライン2011、www.jpna.jp/sponsors/pdf/guideline-2011.pdfより2019.12.9検索

事例紹介

▶ **氏名、性別、年齢、職業**　B氏、男性、55歳、会社員

▶ **診断名**　大うつ病性障害（DSM-5）

▶ **入院形態**　任意入院

▶ **主症状**　抑うつ気分、不眠、不安・焦燥感、精神運動制止、食欲低下、希死念慮

▶ **生活史**　大学進学後電気設備会社に就職。営業を担当し、営業成績は良好。30歳時、会社の同僚であった妻と結婚、2子をもうける。その後は着実に昇進を重ねた。

▶ **家族構成**　妻と長女（21歳、大学生）と同居。長男（24歳、会社員）は遠方に在住。

▶ **病前性格**　几帳面、完璧主義、責任感が強い

▶ **現病歴**

　50歳時には営業部長に着任。業務内容が増えたが、仕事にやりがいを感じ長女が大学を卒業するまで仕事は続けたいと思っていた。

　54歳時、健康診断で早期胃癌を指摘された。総合病院C病院において内視鏡的粘膜切除術（EMR：endoscopic mucosal resection）にて腫瘍摘出、経過観察となった。手術のために休職することが気になったが、仕事に大きな影響はなく復職できた。この頃から「癌が再発するのでは」「再発したらまわりに迷惑をかける」「娘の大学費用を払えるのか」と不安が募るようになるが、誰にも相談せず仕事を続けていた。次第に朝早くに目覚めその後は寝つけないようになる。仕事中にイライラし、部下を叱責することが目立った。職場から「少し休んではどうか」と提案があったが聞き入れることはなかった。妻はB氏の食欲がないと思っていたが手術後の影響だと考えていた。

　こうした状況が半年ほど続き、経過観察で通院していたC病院内科医に相談する。D病院精神科を紹介され、抗うつ薬を内服するも効果がみられず受診を自己中断した。次第に妻に「死にたい」と話すようになる。妻が同伴しD病院を再度受診した。抑うつ気分、希死念慮を認めD病院精神科病棟に任意入院となった。

▶ **検査データ**　身長175cm、体重53.6kg、体温36.7℃、脈拍数65回／分、呼吸数18回／分、血圧128/74mmHg、TP6.5g/dL、Alb3.2g/dL、ALT40IU/L、AST35IU/L、γ-GTP55IU/L

▶ **入院2週間後の経過**

　抗うつ薬と睡眠薬が開始された。当初は自室のベッドに臥床している時間が長く「少しもよくならない。仕事も気になるので退院したい」と退院希望を訴えた。希死念慮の訴えは聞かれるが行動に移すことはなかった。入院2週間後、「新聞の内容も頭に入ってこない。入院が必要なのは理解しているが、仕事や家の事が気になる」と話す。夜間はうとうとしている様子はあるものの、熟眠感は得られていない。

▶ **処方内容**　パロキセチン塩酸塩水和物（20mg）2錠／1回夕食後、フルニトラゼパム（1mg）1錠／1回／就寝前、ランソプラゾール（15mg）1錠／1回夕食後、頓用（不安時）：エチゾラム（0.5mg）1錠、頓用（不眠時）：フルニトラゼパム（1mg）1錠

▶ **治療方針**　休養・薬物療法

アセスメントのポイント

● 視点

①精神機能について

　気分障害では抑うつ気分、思考の抑制、行動の抑制、不安・焦燥感、ときには妄想が精神的症状として現れる。このような症状が患者によってどのように表現されるのか意識し情報収集とアセスメントをしていく。

　抑うつ気分は「気分が落ち込む」などの言葉で表現され、表情が険しく活気がない。思考の抑制は「何も考えることができない」や「読書をしても頭に入らない」と思考力の低下がうかがえる。

　行動面に関しては精神運動制止などにより臥床していることが多く、食事・清潔だけでなく排泄もおろそかになることもあるため、日常生活行動を確認しセルフケアが低下していないか見守っていく。

　希死念慮がみられる場合には、言動を見守り安全の確保が重要である。日頃から患者の様子を観察し精神症状に変動がみられないか確認をしていくことが大切である。

②自己表現：入院・医療、服薬・治療、病気、主治医からの説明内容、本人の受け止め、自己価値観、退院・地域生活への姿勢

　患者自身が病気と治療について医師からどのように説明を受け、理解しているかを確認する。医師から気分障害の診断を受けた患者には、受け止め方について確認をする。「うつ病になるなんて信じられない」「うつ病と分かって腑に落ちた」など受け入れはさまざまである。

　病気を受容できている場合は適切な治療を受けることができるよう支援していく。受容ができていない場合には疾患を正しく理解し、患者の思いを引き出しながら受容ができるよう治療への動機づけを促す。また、不安や焦燥から休養が必要な時期にも治療を受け入れることができない者もいるため、休養状況の確認も必要である。

　薬物治療に関しては「効果の実感を得ることができない」「副作用が心配」という理由から内服拒否をする者もいる。また症状がある程度改善すると内服継続する必要はないと考えて自己中断してしまうこともあるため、薬物治療に関する知識と理解の程度を明らかにする。

③身体疾患および全身状態

　気分障害の症状では身体症状として心気妄想、易疲労感、便秘、動悸、種々の疼痛が認められ、身体疾患との鑑別を行っていく。また睡眠障害や食欲不振によって疲労感の増強や栄養状態、体重の変化に影響がないか観察を行う。また、薬物治療開始時には副作用の発現がみられていないか確認が必要である。

④日常生活

　意欲低下に伴う食欲の変動、活動性低下による腸蠕動運動の低下や薬物治療の副作用により便秘が生じていないか確認する。睡眠障害を認める患者も多いため、患者の睡眠パターンをみていく。これまでのストレス対処方法や対人関係のもち方を振り返り、効果的なコーピングパターンとなっていたのか査定し、必要時指導につなげる。

参考文献
1）上島国利ほか編集：ナースの精神医学、改訂5版、中外医学社、2019

情報収集とアセスメント

項目	情報	アセスメント
生活・成育歴	・「癌が再発するのでは」「再発したらまわりに迷惑をかける」「娘の大学費用を払えるのか」と不安が募るようになるが、誰にも相談せず仕事を続けていた	●B氏は現在の職場に長年勤務しており、仕事においても責任感が強い。胃癌の発症をきっかけに不安が強まり、責任感の強さから周囲に迷惑がかかると焦りがみられている。このことがうつ病の発症につながったと考えられる
入院までの経過	・「癌が再発するのでは」「再発したらまわりに迷惑をかける」「娘の大学費用を払えるのか」と不安が募るようになるが、誰にも相談せず仕事を続けていた ・職場から「少し休んではどうか」と提案があったが、聞き入れることはなかった ・妻はB氏の食欲がないと思っていたが手術後の影響だと考えていた	●胃癌は早期であり経過観察であることはB氏も理解しているが、再発を気に病み不安が強まっている。不安が強まった際に誰にも相談せず、また周囲の提案を受け入れることなく仕事を続けている。これは効果的な対処方法とはいえ、今後も心配事や不安があるときに適切な対処方法を選択することができない可能性がある。効果的な対処方法についてB氏と検討していく ●キーパーソンは妻であるが、「食欲がないのは手術をした影響だと思っていた。」と話している。妻の疾患理解を深めるとともに家族への支援を行っていく
身体面	・身長175cm、体重53.6kg、体温36.7℃、脈拍数65回/分、呼吸数18回/分、血圧128/74mmHg、TP6.5g/dL、Alb3.2g/dL、ALT40IU/L、AST35IU/L、γ-GTP55IU/L ・次第に朝早くに目覚めその後は寝つけないようになる ●入院前 ・抗うつ薬を内服するも効果がみられず受診を自己中断した ●入院後 ・パロキセチン塩酸塩水和物(20mg) 2錠/1回夕食後、フルニトラゼパム (1mg) 1回/就寝前	●BMI=17.5はやせ型であり、血液データ値も基準値から下回っている。胃癌の治療後であることに加え、うつ病の症状である食欲低下によって食事摂取量が低下していることが考えられる。食事摂取状況を観察し低栄養状態となるときは栄養補給を検討する ●早朝覚醒がみられている。入院後も熟眠感を得ることができておらず、休息が十分とはいえない。睡眠状況の観察とともに睡眠薬の効果を確認していく。さらに病室の環境調整やB氏の不安軽減など睡眠障害を改善する支援をしていく必要がある ●パロキセチン塩酸塩水和物が処方されており、これはSSRIに分類される。副作用には嘔気、便秘、食欲不振などがあり、消化器症状の有無、食事摂取状況、排便状況をみていく必要がある。SSRIは急に内服を中止するとめまい、不安感、興奮、ふるえ、錯乱などの中断症候群があらわれるため、自己判断で中止しないことを指導する。睡眠薬内服時はふらつきなど副作用の有無を確認し、必要時転倒予防を行っていく
精神面	・仕事中にイライラし、部下を叱責することが目立った。職場から「少し休んではどうか」と提案があったが聞き入れることはなかった ・希死念慮の訴えは聞かれるが行動に移すことはなかった ・入院が必要なのは理解しているが、仕事や家の事が気になる	●B氏は意思疎通を図ることができ、思考過程には問題はみられない。しかし抑うつ症状や精神運動制止がみられていること、仕事などが気になっており十分な休養を取ることが出来ず安楽に過ごすことができていない。そして希死念慮もみられ自殺のリスクがある。現時点では行動に移すことはないが、回復時には行動につながるおそれもあるため、言動には十分な注意が必要である
日常生活動作	・当初は自室のベッドに臥床している時間が長い ・夜間はうとうとしている様子はあるものの、熟眠感は得られていない	●食事動作、整容動作は自立し嚥下機能や排泄機能も問題はみられない。しかし抑うつ症状による意欲の低下から、身の回りのことに配慮できないことも考えられるため、日常生活における意欲の有無を確認し必要時介入をしていく ●日中の活動はみられず、臥床して過ごしていることが多い。活動量の低下は腸蠕動の低下となり便秘の原因となる。さらに臥床がちな生活は筋力低下や褥瘡の発生を引き起こすこともある。疲労感・負担感・日中活動量を観察し、負担の少ない活動からできることを促していく

項目	情報	アセスメント
対人関係・対処行動	・仕事中にイライラし、部下を叱責することが目立った	●イライラ感が募ったときに部下に対し叱責する場面がみられる。精神症状によって職場や家庭において対人関係に影響を及ぼすことがなかったか情報取集していく
発達段階	・50歳時には営業部長に着任。業務内容が増えたが、仕事にやりがいを感じ長女が大学を卒業するまで仕事は続けたいと思っていた ・癌が再発するのでは」「再発したらまわりに迷惑をかける」「娘の大学費用を払えるのか」と不安が募るようになるが、誰にも相談せず仕事を続けていた	●ハビィーガーストの発達課題によると、B氏は中年期にあたる。この時期の発達課題は「社会的な責任を果たす」「職業生活での地歩を築き維持する」「生理学的変化の受容とそれへの適応」などがあげられる。B氏は長年社会的な責任を果たしてきたが、うつ病の発症により休職となり発達課題の達成が脅かされている。復職することで発達課題を達成することは可能であるが、職場に戻ることでストレスが強まることも考えられる。体調を考慮しながら働き続ける方法を模索できるようにしていく。また、胃癌の罹患をきっかけに、不安が増強しうつ病を発症している。中年期における生理学的変化の受容と適応が困難であったと考えられる。生理学的変化の受け止め方について確認し、新たに適応できるように向けていく必要がある
患者の可能性	・次第に妻に「死にたい」と話すようになる ・抑うつ気分、希死念慮を認めD病院精神科病棟に任意入院となった ・再発したらまわりに迷惑をかける ・職場から「少し休んではどうか」と提案があったが聞き入れることはなかった	●希死念慮が強まったときには妻へ表出することができ、精神科受診につなげることができている。妻に相談できてよかったことを振り返り、今後も不調時は他者に表出していくことが大切であることを向けていく ●長年仕事を継続しており、社会的な責任を果たしてきたことから責任感の強さが伺える。改めて仕事への取組み方、胃癌とうつ病への向き合い方を検討し、健康な生活に向けた過ごし方について一緒に確認をしていく
病気や治療（服薬、入院）に対する認識	・抗うつ薬を内服するも効果がみられず受診を自己中断した ・「少しもよくならない。仕事も気になるので退院したい」と退院希望を訴えた	●うつ病に対する認識については確認できていないため、医師からの説明内容と理解度、受け止め方を確認していく。入院治療の受け入れはできているが、治療の効果が実感できず焦りが強まっている。また、入院前には処方された薬を自己中断している経緯があり、入院後も「少しもよくならない。退院したい。」と治療継続が困難である。このため正しい知識を伝え、焦らずに治療に専念できるように向けていく必要がある

COLUMN　希死念慮があるときの患者への対応について

　希死念慮の訴えが聞かれるときは、危険物を除去し保護的環境を整えるとともにチームで共有し、危険な行動がないか見守ることが重要である。さらに希死念慮を表出された際にはB氏に関心を寄せていることを伝え孤立感を強めず安心感がもてるかかわりや自己価値観を高める声かけをしていくとよい。

　また、今の症状は病気のための苦しみであり改善していくことを伝え、希望をもてるようにする。そ

して死にたい気持ちが強いときの対処方法としてすぐに行動に移さないことを患者と約束し、看護師に話をしてほしいことを伝えていく。死にたい気持ちについて表出があったときには話を聞くことができてよかったこと、感謝を伝えることで関係性を築くとともに、希死念慮が強まったときに援助を求めることができる環境を整えることが重要である。

参考文献
1）尾崎紀夫ほか編：標準精神医学、第7版、医学書院、2018
2）上島国利ほか編：ナースの精神医学、改訂5版、中外医学社、2019

全体関連図

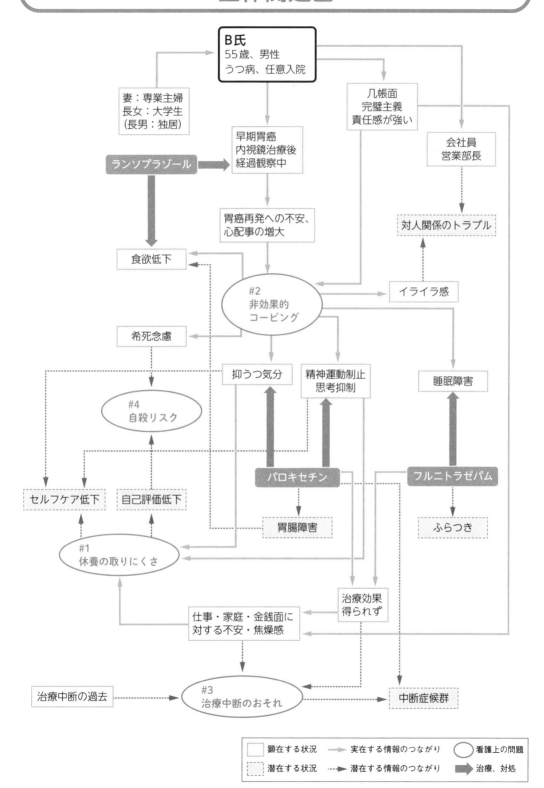

B氏
55歳、男性
うつ病、任意入院

妻：専業主婦
長女：大学生
(長男：独居)

ランソプラゾール

早期胃癌
内視鏡治療後
経過観察中

几帳面
完璧主義
責任感が強い

会社員
営業部長

胃癌再発への不安、
心配事の増大

対人関係のトラブル

食欲低下

#2
非効果的
コーピング

イライラ感

希死念慮

抑うつ気分

精神運動制止
思考抑制

睡眠障害

#4
自殺リスク

パロキセチン

フルニトラゼパム

セルフケア低下

自己評価低下

胃腸障害

ふらつき

#1
休養の取りにくさ

治療効果
得られず

仕事・家庭・金銭面に
対する不安・焦燥感

治療中断の過去

#3
治療中断のおそれ

中断症候群

顕在する状況　　→　実在する情報のつながり　　○　看護上の問題

潜在する状況　　--→　潜在する情報のつながり　　⇒　治療、対処

61

全体関連図の解説と看護の視点

B氏の看護問題

\#1 精神症状と治療効果が得られないことによる不安・焦燥感から生じる休養の取りにくさ

\#2 不十分なストレス対処スキルに関連した非効果的コーピング

\#3 病気や治療への理解不足による治療中断のおそれ

\#4 希死念慮、抑うつ症状に関連した自殺リスク状態

　B氏は入院後2週間経過している。まずは心的エネルギーの充足を行い、エネルギーが蓄積されるまで休息を取ることが優先される。抗うつ薬の効果は内服開始後1〜2週間で現れるが、現段階では治療効果が得られていない状況にある。そして仕事・家庭・金銭面に対する不安と焦燥感も強く休息を取ることができていない。そこでB氏の不安を軽減し、休養を向け治療を継続することにより精神症状の回復をはかっていくことが必要である。現段階では休息が最優先のため看護上の問題として「#1 **精神症状と治療効果が得られないことによる不安・焦燥感から生じる休養の取りにくさ**」を立案した。

　また、改善を自覚できない時間が続くと自責感が強まり、自己評価の低下につながる。自責感や自己評価の低さは希死念慮に発展するため「#4 **希死念慮、抑うつ症状に関連した自殺リスク状態**」を立案する。自殺は初期、および回復期にリスクが高まるといわれている。B氏は入院前と入院直後に希死念慮が認められているものの、行動化する様子はみられない。よって優先度は低いが、回復期に自責感や後悔が生じ希死念慮が深刻になる場合もあるため言動には配慮が必要である。

　B氏は胃癌の罹患をきっかけに再発や仕事・家庭についての不安や心配事が増大し、誰にも相談せず1人で悩みを抱え込んでしまうというコーピング（ストレスへの対処）が生じている。感情を抑えたことにより不安が蓄積し、心身への影響を及ぼしている。周囲から休養をすすめられたが受け入れることない様子からB氏には多角的で柔軟な対応が不足していると考えられる。

　そして、#1のような休養の取りにくさには、B氏の責任感の強さから周囲に迷惑をかけてはならないという思いも関連していると推測される。このようなB氏の感情や思考、行動が誘因となって睡眠障害やイライラ感を引き起こし、うつ病の発症につながっている思われるため「#2 **不十分なストレス対処スキルに関連した非効果的コーピング**」を立案する。まずは休息を向け、回復をはかりながらうつ病のきっかけとなった状況について振り返りを行い行動・思考パターンの変更を促し対処方法を考えていく。

　さらに、B氏は入院前に薬物治療を開始しているが治療効果が得られないことを理由に自己中断した経緯がある。入院時も「よくならないのであれば退院したい」と治療継続の困難さがうかがえ、病気や治療に対する正しい知識が不足していると思われる。入院2週間後には入院継続の必要性は理解しているが、病気や治療への知識不足のままでは今後も治療を中断してしまうおそれがある。内服の中断は再燃・再発、慢性化につながるだけでなく、SSRIの急激な減量や中断に伴って中断症候群を引き起こす誘因にもなる。病気と治療についての理解を深め治療継続できるように支援をしていく必要がある。「#3 **病気や治療への理解不足による治療中断のおそれ**」を立案した。

看護計画

#1 精神症状と治療効果が得られないことによる不安・焦燥感から生じる休養の取りにくさ

　内服開始後2週間経過し薬の効果が現れる時期であるが、治療効果が得られていないことによってさらに仕事・家庭・金銭面に不安と焦燥感が生じている。また抑うつ気分、精神運動制止、睡眠障害といった精神症状も安楽な生活を妨げている。この状況が続くと自己評価の低下やセルフケアの低下につながるおそれがある。まず治療に専念し、入院生活で休息を十分に取る保護的な環境を整える。

　B氏自身へ休養が必要な時期であることを理解してもらい、治療に専念できるように向ける。さらに抑うつ気分や精神運動制止によるセルフケア不足の有無を確認し、セルフケア低下が見られる際の介入も検討していく。そして不安や焦燥感を軽減し精神症状の安定を図る。不安や焦燥感に対しては受容・共感を示し、回復していく過程であることを伝え、安楽に過ごせるように配慮する。

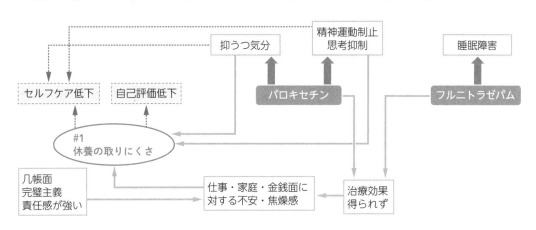

看護目標	休養の必要性を理解し、日常生活を安楽に過ごすことができる

看護計画	根拠・理由
OP (観察項目) ① 精神症状 (抑うつ気分、気分の日内変動、精神運動制止、意欲、不安・焦燥感、希死念慮) ② 身体症状 (食欲不振、体重減少、排尿状況) ③ 睡眠状況 (睡眠時間、睡眠のパターン、熟眠感) ④ 生活パターン、活動状況、1日の過ごし方 ⑤ 不安や焦りの訴え ⑥ セルフケアの状況 (食事、排泄、清潔保持) ⑦ 内服の効果、副作用 ⑧ 対人関係、他者との距離	❶〜❻休養を十分に取ることができているのかを把握する。睡眠障害により昼夜逆転となっていないか生活パターンを観察する ❼うつ病の状態を評価し内服の効果も確認することができる ❽病棟での他患者との関係、家族とのかかわりによってストレスが生じていないか確認する

看護計画	根拠・理由
TP (直接的ケア) ①静かで落ち着いた環境を提供する (病室内の環境、他患者や家族・医療者との対人関係の調整) ②生活のリズムを整える。患者の状況に合わせ活動を促す ③うつ病の回復過程を伝え、回復をイメージできるようにする。焦らずに少しずつ回復していくことが大切であることを伝える ④関心を寄せていることを伝え、B氏が思いを表出しやすい雰囲気をつくる ⑤不安・焦燥感に対して受容・傾聴・共感を示す ⑥患者のペースに合わせてコミュニケーション、身のまわりのケアを行う ⑦不安が強いときは不穏時薬を促す ⑧睡眠への援助 (リラックスする方法、不安の軽減、不眠持薬を促す、睡眠環境の調整) **EP (指導計画)** ①現在の状態は病気の症状であることを伝え、現段階は治療に専念する時期であることを伝える ②自分の感情や思いを表出することが不安の軽減につながることを伝える ③服薬の重要性と副作用を説明する	❶B氏が安心して休養を取ることができる環境を整える ❷昼夜逆転を予防する。活動時に疲労が増大しないようにする ❸回復をイメージすることで、回復に希望がもてるようにする ❹関係性を築くとともに、安全感をもてるようにする ❺受容、傾聴、共感の姿勢によって安心感を得て自己を受容し精神的に安定する ❻B氏の状況に合わせて基本的なニーズを充足する ❶うつ病の治療の第一段階は十分な休息である。治療に専念することの必要性を理解してもらう ❷言語化することにより、不安を客観視することができる ❸服薬の継続、頓服薬の内服が不安の軽減につながる。副作用による心配のないことを伝える

#2 不十分なストレス対処スキルに関連した非効果的コーピング

　B氏は胃癌の罹患をきっかけに再発や仕事・家庭のことを考え込み、適切な対処をとることができず、不安が増大しうつ病を発症している。また、几帳面、完璧主義、責任感の強さといったB氏の性格も大きな環境の変化や過度のストレスに影響しうつ病の発症につながっていると考えられる。

　B氏の場合、5年前に営業部長に着任し職場環境は変化しているが、このときには「やりがいを感じる」「家族のために仕事を続けたい」と意欲もあり環境の変化に適応することができていたといえる。一方、胃癌という健康の喪失はB氏にとってこれまでの問題解決方法では乗り越えることができずストレスを強めてしまっている。誰にも相談せず不安を抱え込む傾向がみられることや、周囲から休養の提案があっても受け入れることがなく、B氏には多角的で柔軟な対応が不足していると考えられる。#1で精神症状の改善をはかっていきながら、B氏の感情や思考、行動のパターンを振り返り、適応力を高めていけるように支援し、再燃・再発予防へとつなげていく必要がある。

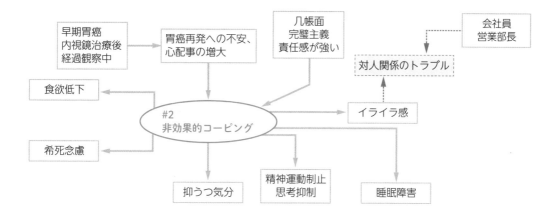

看護目標	①自分の感情を表出し、他者の援助を求めることの必要性を理解できる ②ストレスへの効果的な対処方法について考えることができる

看護計画	根拠・理由
OP（観察項目） ①精神症状、身体症状、内服状況 ②不安の表出の程度、内容 ③困ったことが他者に相談できているか ④B氏の思考・行動パターン ⑤不調時の対処方法の振り返り	❶B氏の状況に合わせて休養や振り返りを行っていく ❷具体的な不安を明確にし、解決をはかる ❸他者にどの程度援助を求めることができているのかを評価する ❹責任感の強さ、考え方などによって疲労を強めていないか評価する ❺B氏が自分の思考・行動パターンを認識できるようにする
TP（直接的ケア） ①表出時は受容的、共感的に傾聴し言葉をフィードバックする	❶安心感を得る体験をとおし表出することの必要性についての理解を深める
EP（指導計画） ①不安や心配事は表出するだけでも軽減されることを伝え、表出を促す ②他者の援助を求めることの必要性、受け入れるようにすることの大切さを伝える ③行動・思考パターンの変更を促し、ストレスへの対処方法を見出す 　1）意識的に休養を取る、周囲の提案を受け入れることも検討する 　2）仕事は他者に任せられることは任せる 　3）金銭面など家庭の不安は妻に相談する 　4）健康に関する新たな捉え方を見出す 　5）自己肯定感が持てるようにする 　6）ストレスや不安が増強したときの対処方法について考える ④家族への説明。B氏へは、激励は避け、また過保護になる必要はないことを伝える。B氏の状態を伝え理解が深まるようにする	❶不安の表出を促し、不安の軽減を図る。疲労を強めないように無理に促すことはしない ❷❸無理をしない過ごし方や効果的な問題解決策について提案し、今後につなげていく ❹回復には、周囲の理解が不可欠となる

参考文献
1）坂田三允：統合失調症・気分障害を持つ人の生活と看護ケア、中央法規、2004
2）藤木眞由美：気分障害をもつ人の看護過程、白石壽美子ほか編：全人的視点にもとづく精神看護過程、医歯薬出版、2014
3）川野雅資編著：エビデンスに基づく精神科看護ケア関連図、中央法規、2008

#3 病気や治療への理解不足による治療中断のおそれ

　抗うつ薬は内服開始後1〜2週間程度の時間を要し、すぐに効果が現れるわけではない。

　B氏においても効果が実感できないことによって不安や焦燥感が強まり治療中断につながるおそれがある。効果が現れるのに時間がかかることや、抗うつ薬による胃腸障害、睡眠薬によるふらつきなど自覚しやすい副作用について話しておくことが重要である。また、副作用に対処する方法も検討できるため、不快なことは我慢せず医療者に伝えるように説明しておく。さらに通常退院後も服薬を続け、数か月は漸減しながら通院治療が必要となる。このことも説明し、治療継続の必要性について向けていく必要がある。

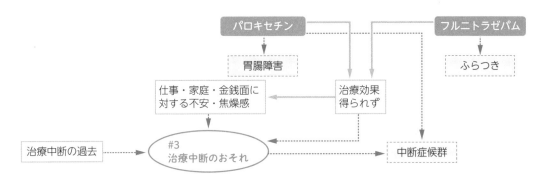

| 看護目標 | うつ病と治療について正しい知識を得て、治療継続への理解を深める |

看護計画	根拠・理由
OP（観察項目） ①精神症状の程度 ②副作用の有無 ③副作用の程度、バイタルサイン、検査データ ④うつ病と薬物療法に対する理解度、考え方 ⑤家族のうつ病への理解度	 ④EP①につなげていく。また、指導した内容について理解できたか確認する ⑤家族の理解を得て協力を得ていく
TP（直接的ケア） ①症状の改善がみられた際には、改善点を伝え自覚できるようにかかわる ②精神症状、内服の受け入れ状況に合わせて服薬自己管理を開始する	 ❶治療の効果が現れ始めていることを向ける ❷退院後も内服継続は必要になるため、内服の自立に向け練習を開始する
EP（指導計画） ①うつ病と現在内服している薬剤について不足している情報を提供する ②与薬の際には現在出現している症状を取り除くための薬であることを説明する ③薬物治療は一定の服用期間を経ることで効果が得られる場合が多く、薬剤を継続して内服し続ける必要性を説明する ④改善後の維持のため、また自己中断することのリスクを説明し内服継続が必要であることを伝える ⑤医師と相談し副作用に対応できる場合もあること、薬剤の変更・調整が可能であることを伝える。不快な症状は我慢せず伝えるように指導する	 ❶正しい知識を得ることで治療継続の動機づけにつなげる ❷病識や治療効果の実感を高める ❸安心して薬物治療が受けられるように調整する ❹症状が改善したと自己判断での中止は、中断症候群や病気の再発・慢性化につながる ❺自己の判断ではなく、医師に相談しながら治療を進めていく方法を選択できるように促す

ケアの実際と評価

#1 精神症状と治療効果が得られないことによる不安・焦燥感から生じる休養の取りにくさ

#1について、入院後1週間程度は落ち着かない様子であった。B氏に関心を寄せていることを伝え、表出しやすい環境を整えた。不安・焦燥感の訴えは看護師が促すと表出があった。そのつど受け止め、傾聴し安心感が得られるよう声をかけた。そして繰り返し休養が必要な時期であること、治療に専念できるとよいこと、回復していくことを伝えた。

また、不安感が強いときはいつでも相談するように向け、休息が不十分なときには不穏時薬内服を勧めるようにした。「頓服を飲んでも効果ないじゃないか」と易怒的になることもあったが、共感を示しつつ内服後の他覚的な改善点も伝えた。早朝覚醒も続いていた

が適宜声をかけ、疲労度を確認し、臥床して身体を休めるように伝え、休息をはかった。

さらに1週間経過すると不安時には自ら表出する姿がみられた。そして「今は休むことが大切だとわかるようになった」と落ち着いて過ごせるようになる。徐々に不安・焦燥感の表出が減り、読書が可能となった。活動範囲も広がり散歩に行く姿もみられた。一方で過活動となりその反動で疲労することもあった。この時点で#1の看護目標は達成しつつあるが、休養と活動のバランスについて体調がよいときも休養を意識するよう向けていく必要がある。

#2 不十分なストレス対処スキルに関連した非効果的コーピング

#2について、体調に合わせ発病のきっかけについて振り返りを行う。すると「胃癌になり仕事を休んだことでまわりに迷惑をかけた。営業部長としての責任が果たせないと思った。今まで健康だったので将来を考えると不安になった」と経緯を振り返ることができた。B氏の思いに共感を示し、胃癌については再発の可能性はあるが、定期的な検査を継続し早期発見に努めることで病状の悪化は予防できることを確認した。今後も身体面で体調を崩すことも考えられるが、そのときにも冷静に対処していくことができるとよいことを伝え、健康への考え方をとらえ直すことが

できるようにした。

またB氏から「医療者に相談して不安が軽減した」と発言があった。今後は妻や医師、職場の同僚に相談していきたいと解決策を見いだしていた。一方「休職することになっても周囲に迷惑をかけることはないのでは」と提案するが、責任感の強さもあり受け入れられない様子がみられた。周囲への気遣いに関する考え方について、自責感を強めないよう検討していく必要がある。#2の看護目標について①は達成できているが、②は引き続き支援を継続する。

#3 病気や治療への理解不足による治療中断のおそれ

#3について、うつ病の知識と治療について本人と妻に説明を行った。「始めはうつ病と聞いて信じられなかったが、今はうつ病だと理解できる。そして薬の効果も実感できた。症状がよくなっても仕事に戻ると体調を

崩すことがあるかもしれないので薬は飲み続けたい」と内服継続の必要性について理解を得ており、#3の目標は達成できている。今後は内服自己管理や外泊にて内服継続が出来ているか確認をしていく。

プロセスレコード

日時：2020年　　月　　日　10時頃
場面：入院数日後。大部屋のB氏のベッドサイドで検温実施時。他の患者は外出や散歩にて不在のため2人であった

この場面を選択した理由：入院直後であり、希死念慮があることは情報を得ていた。しかし突然死にたいと打ち明けられ、動揺し返答に戸惑った。戸惑ってしまったこのときの自分の対応を振り返り、効果的な対応方法について考えたい

B氏の言動	患者／メンバーの言動から感じたこと・思ったこと	私の言動	考　察
①ベッドで臥床している。閉眼し表情は読み取ることができない	②横になっているけど、体調はどうだろう。検温をしながら体調を尋ねてみよう	③Bさん、失礼します。検温です。横になられていますが、体調はいかがですか	B氏は臥床しているが、午前中の、覚醒してもよいと思われる時間帯であるため、声をかけ体調を尋ねている。話題の導入の声かけは問題ない
④（私の声に気が付き、起き上がり検温に応じる。表情は硬く冴えない）調子はあまり良くないですね（と返答がある）	⑤表情から抑うつ症状の強さがうかがえる。どのように調子がよくないか聞いてみよう	⑥顔色もよくないですし、まだ体調がよくないようですね。どのように調子がよくないですか	表情から体調の悪さを推測しているため、他覚的な視点を伝えて休養が必要であることを示そうとしている。どのように調子がよくないのか具体的に表出を促している
⑦何もする気が起きない。新聞も読みたくない。このままでは仕事に戻れません（話をするのも億劫な様子）	⑧意欲低下、精神運動制止が続いている。仕事に焦りもある。今は入院直後で休養がいちばん大切な時期だから、休めるとよいが	⑨仕事が気になると休めないですよね。気持ちはわかりますが、今は仕事のことは気にせず、ゆっくり休めるとよいです。仕事のことは体調が戻ってから考えるとよいですよ	B氏の気持ちを受け止めつつ休養を向けている
⑩先生にも看護師さんにもそう言われて何日も経ちますが、少しもよくならない。このままでは死んでしまいたい（うつむき、閉眼し静かに話す）	⑪死んでしまいたいといわれてしまった。今も希死念慮もあるのだな。でもどうしよう。なんといったらよいのだろう	⑫そうなんですね。死んでしまいたい気持ちがあるんですね。それはつらいのですね……	B氏に希死念慮があると情報を得ていたが、実際に死にたいといわれたことに動揺している。受け止めようと返答し、つらさには共感を示しているが続けて何といったらよいのかわからず言葉が出てこなかった
⑬……。少し休んでもよいですか（私の返答を待たずに横になってしまう）	⑭死にたいことについて何かいったほうがよいのではないか。でも何ていったらよいのだろう。しかも横になってしまった。病棟の看護師に相談しよう	⑮そうですよね。休みたいですよね。ゆっくり休んでください。また来ます	⑬の言葉を受け、⑭でさまざまなことを考えているが⑮ではそれを表出できていない

自己評価
前半はB氏のつらい気持ちに共感を示しつつ、質問や休養を向けている。しかし事前に希死念慮があると情報を得ていながら死にたいと表出があるとは予測しておらず、動揺してしまった。⑭で何かいわねばと焦っているが何をいったらよいのかわからず困ってしまっている。「死にたいことに対して何か声かけをしなければいけない」という思いが強かったように思う。自分には日頃から患者の訴えがあったときに「何か助言やアドバイスをしなければ」という傾向がある。何かをいおうとせず「死にたいほどつらい」気持ちに寄り添い、安心できる環境を整えるようにしたい

指導者からのコメント
対象者の発言が思いもよらず動揺してしまったときには、何か助言をしようとするよりも相手の発言を受けて自分がどのように感じたのかを相手に伝えるとよい。「動揺してしまった」「どのようにいったらよいのかわからない」というように自分自身の思いを伝えたうえで自殺予防の声かけを行うと対象者にも伝わるように思う。援助者も人であり、正直な気持ちを述べることで対象者との対人関係を発展していくことにつながるのではないだろうか

3　認知症

病態生理

❶ 認知症とは

認知症（dementia）とは、一度正常に発達した認知機能が、その後の脳の器質的変化により徐々に低下し、自立した日常生活や社会生活の遂行が困難になった状態のことを指しており、疾患名ではない[1]。65歳以上の認知症者は、2025年で675〜730万人と推計され、年齢階層別の有病率は70歳台5〜15%、80歳台20〜40%、90歳台60〜80%である[2]。65歳未満の若年性認知症者は2009年の調査で3.78万人と推計され、有病率は人口10万対47.6人で男性に多くみられる[3]。

認知症をきたす原因疾患は約70種類あるが、代表的な4大原因疾患は「アルツハイマー型認知症」「レビー小体型認知症」「血管性認知症」「前頭側頭型認知症」である[1、2]。

疾患により、症状・予後・治療が異なる。認知症の多くは、進行性で回復が困難であるが、一部の認知症は薬物療法で進行を遅らせたり、原因疾患の治療で改善したりする場合もある。症状の進行度や経過、その人の成育歴や特性により、症状や状態は異なる[2]。

認知症の症状には、「認知機能障害〔中核症状〕」と「認知症の行動・心理症状（BPSD：behavioral and psychological symptoms of dementia）〔周辺症状〕」がある（**図1**）。

「認知機能障害」は、認知症によって障害される「記憶機能」「言語機能」「見当識」「視空間機能」「実行機能」の5つの機能の障害を指す[2]。BPSDは、徘徊、暴力、暴言、興奮、拒絶などの「行動症状」と、不安、幻覚、妄想、抑うつなどの「心理症状」がみられる。

このBPSDは、体調不良、薬剤の作用・副作用、環境への不適応、他者とのかかわりなど、さまざまなことが関連して引き起こされるものであり、認知症をもつすべての人に出現するわけではない。多くの場合、BPSDの原因の可能性を探ることはできても、確実な原因を特定することは難しい。その理由として、本人の体調、本人がもつ性格、周囲の環境など、さまざまな原因が複雑に絡み合って

NOTE

認知症

元々「痴呆」とよばれていたが、侮蔑的な言葉だとして公募などを通じて2004年「認知症」に変更された[4]。その後、「認知症」を「ニンチがある（入る・進む）」などと略した表現は、当事者には差別的な表現に受け止められるとの指摘もある。「認知機能」「認知」など、医療用語を略さず正しく用いることは、当事者や家族介護者との信頼関係を構築するうえでの、重要な一歩である。

徘徊

元々「目的もなく歩きまわる」意味であるが、当事者からすると散歩や買い物などの本人なりの目的があり、歩いているうちに迷ってしまう状況である。そのため、厚生労働省や複数の自治体では近年、誤解や偏見をまねかないよう「ひとり歩き」や「ひとり歩き中に道に迷う」と表現するようになった。一方、認知症による行方不明者数は増加し続けており、事故に直結する危険や緊急性のニュアンスを残したいという立場からは、徘徊を使うべきだとする意見も出ている。

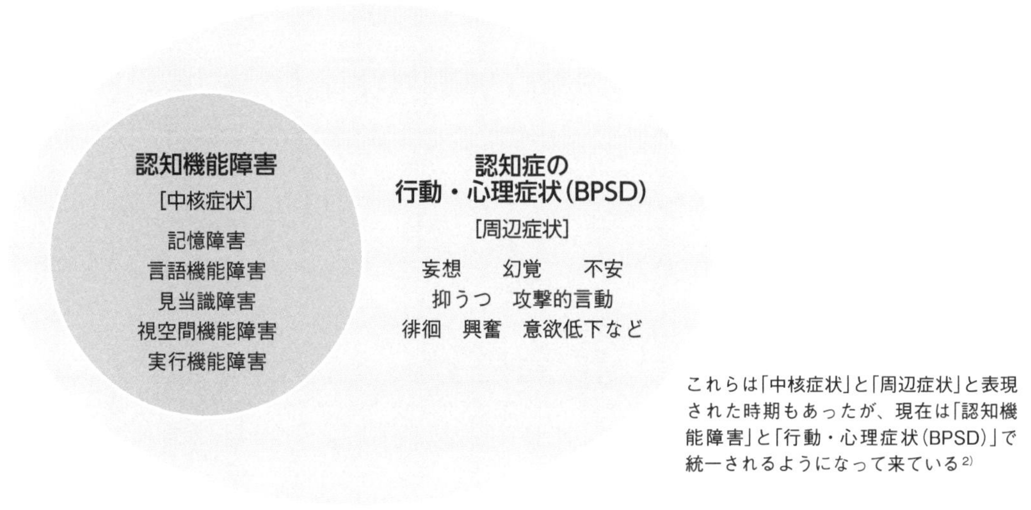

認知機能障害
[中核症状]

記憶障害
言語機能障害
見当識障害
視空間機能障害
実行機能障害

認知症の
行動・心理症状（BPSD）
[周辺症状]

妄想　幻覚　不安
抑うつ　攻撃的言動
徘徊　興奮　意欲低下など

これらは「中核症状」と「周辺症状」と表現された時期もあったが、現在は「認知機能障害」と「行動・心理症状（BPSD）」で統一されるようになって来ている[2]

図1　認知機能障害と行動・心理症状

いるからである。

　しかし、原因となる可能性の高いものとして身体症状の悪化があげられ、認知症をもつ人の体調の変化に早期に気づいて対処するこ

とで、BPSDが和らぐことがある。一般的に、認知機能障害の程度とBPSDの出現は無関係とされているが、なかには病気の進行とともに出現しやすくなるものもある。

❷ 認知症に向かう経過

　認知症は、加齢によるもの忘れから、軽度認知障害（mild cognitive impairment：MCI）を経て、認知症に進行する。このMCIは、認知機能障害のいずれかがあっても、日常生活には支障がない状態をさし、65歳以上のMCI有病率は15〜25％とされている[2]。MCIの定義は、①記憶障害の訴えが本人または家族からある、②日常生活動作は正常で

ある、③全般的な認知機能は正常である、④年齢や教育歴とは関連のない記憶障害がある、⑤認知症ではない、とされている。

　このMCIの状態で治療を開始しないでいると、認知機能の低下が進行し、平均6〜7年で認知症に移行する一方（年に5〜15％）、MCIから正常に戻る率は年に16〜41％である[2]。

❸ 認知症の経過と症状

　認知症を発症すると、症状は軽度・中等度・重度・末期と進行していく。軽度の段階では比較的ゆるやかに進行するが、中等度ではやや急速に進行する。重度に進行した場合では、再度ゆるやかに進行する。

　軽度の時期は認知機能障害が中心で、数分から数週間の近時記憶の障害や、時間に関する見当識障害が認められる。日常生活動作にはあまり支障はないが、社会生活の一部に支障が出てくる。

　中等度の時期は記憶障害が進行してくるとともに、場所の見当識障害が加わってくる。そのため、徘徊（歩きまわり）が起こりやすくなる。これまで自分でできていた日常生活動作の手順がわからなくなるなどの症状があり、介助が必要になってくる。

　重度の時期は人物以外の見当識は失われ、BPSDがみられなくなる。日常生活動作の障害が顕著になり、多くの場面で介助が必要になってくる。また、転倒しやすくなり、嚥下

障害や排泄障害、歩行障害、睡眠障害などの身体症状が増加する。

末期になると臥床することが多くなり、褥瘡や肺炎、発熱などの身体症状や合併症が発症し、食事困難となり全身状態が悪化しやすくなる。

❹ 認知症をきたす原因疾患

認知症をきたす主な4つの原因疾患、「アルツハイマー型認知症」「レビー小体型認知症」「血管性認知症」「前頭側頭型認知症」の概要を順に説明する。

①アルツハイマー型認知症

アルツハイマー型認知症は、全認知症患者の約60％を占める。

脳の病理所見では、アミロイドβタンパク質とタウタンパクが蓄積し、大脳の萎縮が進行することが特徴である。主要な症状は記憶の障害で、数分前から数週間前の出来事などの近時記憶の障害が顕著にみられ、数週間以上の遠隔記憶は保たれている特徴がある。もの忘れを指摘されたときに、取り繕うような反応がみられることがある。妄想や徘徊などのBPSDが多く出現し、とくに記憶障害から起こる「もの盗られ妄想」が出現しやすい[2]。

②血管性認知症

血管性認知症は、脳梗塞や脳出血などの脳血管障害が原因で発生する。脳血管障害の部位や病変の型により、大脳皮質の主要血管が多発的に梗塞する「多発梗塞性」、小さな血管に多発的に梗塞する「小血管病性」、認知機能に影響する重要な一部位のみが梗塞する「単一病変」、脳全体の血流が悪くなる「低灌流性」、くも膜下出血を含む「出血性」の5つに分類される。脳の損傷部位に応じた症状が出現するため、梗塞部位や出血部位と範囲の確認が必要である。記憶障害は、アルツハイマー型認知症と比較すると軽度なことが多い。意欲が低下する「アパシー」や不安・うつ症状を起こしやすい[2]。

③レビー小体型認知症

レビー小体型認知症は、大脳皮質にレビー小体（異常物質）が蓄積することで発生する。認知機能障害の日内変動があり、パーキンソン様症状が認められたり、はっきりとした幻視があることが特徴である。抗精神病薬に対して重度の過敏性があり、少量投与でも過鎮静や悪性症候群を起こすことがあるため、薬剤投与は慎重に行わなければならない[2]。

④前頭側頭型変性症

前頭側頭型変性症は、前頭葉と側頭葉のみ萎縮を認める認知症で、比較的若年に発症することがある。前頭葉が障害される場合は、行動抑制などの社会的な行動がとれなくなる。また、同情や共感ができなくなり、心ない言葉をかけることもある。決まった時間に同じ行動をする「常同行動」が出現することも特徴である。過食や異食などの食行動異常が起こることもある。言語野のある側頭葉が障害される場合は、失語が出現する[2]。

❺ 認知症の診断に必要な検査

認知症の原因疾患や病態は多様で、たとえば薬剤の影響、感染や内分泌・代謝の異常、正常圧水頭症や脳出血、脳腫瘍などの疾患がある。病態が多様であるため、身体・神経・精神の各症状を多面的に観察し、既往歴や家族背景、環境から原因を探索する必要がある。

認知症の確定診断では、①問診、②認知機能検査、③身体的・神経学的検査、④画像検査などをもとに総合的に診断する。

①問診

本人と家族の両方に問診をする。本人には自覚症状の聴取を行い、会話の様子から、認知機能を推測したり、認知症の病型を推測する。家族には認知症だと考えられる出来事、それらが出現した時期などの現病歴を聴取する。既往歴や内服状況、家族歴、教育歴など、認知機能に影響する因子に関して幅広く聴取する。

②認知機能検査

問診と併せて，最初は簡易的な検査をスクリーニングとして実施する。簡易な評価尺度としては、対象者と面接して質問の回答によって評価する尺度の、改訂長谷川式簡易知能評価スケール（Revised version of Hasegawa's Dementia Scale：HDS-R）、ミニメンタル・ステーツ（Mini-mental State Examination：MMSE）などが広く用いられている。また、行動を観察して重症度などを評価する尺度として、NMスケール（N式老年者用精神状態尺度）、CDR（Clinical Dementia Rating）など

がある。認知症の疑いがある場合には、詳細な複数の検査をさらに実施する。

③身体的・神経学的検査

身体診察や血液検査、神経学的検査を行い、それらの結果を総合的に判断し、認知症とその他の疾患との鑑別、認知症の病型について診断する。

④画像検査

CT、MRIなどで脳の形態的変化を、脳血流シンチグラフィ、PET、f-MRIなどで脳の機能的変化を検査する。それらの結果から認知症の病型を診断する。

❻ 認知症との鑑別が難しい病態

認知症と鑑別が難しく、とくに臨床で問題となりやすい病態は、せん妄とうつ病である。いずれも認知症と一部症状が似ているため混同しやすいが、治療や看護の要点が違うため、鑑別が重要である。

せん妄は、意識と注意の障害を主体とした急性の精神神経症状であり、感染や炎症・脱水・代謝異常などの身体疾患や薬剤が原因のことが多い。認知症とは異なり、急激に発症するので発症時点を比較的明確に限定できる。また、せん妄の症状は日内変動するが、

認知症の症状は安定している。せん妄の可能性がある場合は、全身状態のアセスメントと、使用薬剤の確認が必要である[2、5]。

高齢者のうつ病は、発症時期がある程度明確にでき、発症後は急激に進行し、日内変動がみられることがある。心気的な訴えや身体の不調を訴えることが多く、うつ病とわからず見逃されやすい。また、うつ病の既往が原因で認知症が発症したり、うつ病と認知症を合併したりすることもよくある[2、6]。

引用・参考文献
1）日本精神神経学会 日本語版用語監修、髙橋三郎、大野裕監訳：DSM-5 精神疾患の診断・統計マニュアル、医学書院、2014
2）「認知症疾患診療ガイドライン」作成委員会 編集、日本神経学会監修：認知症疾患診療ガイドライン、医学書院、2017、URL：https://www.neurology-jp.org/guidelinem/nintisyo_2017.html
3）厚生労働省：若年性認知症の実態等に関する調査結果の概要及び厚生労働省の若年性認知症対策について、2009、https://www.mhlw.go.jp/houdou/2009/03/h0319-2.html
4）厚生労働省：「痴呆」に替わる用語に関する検討会報告書（平成16年12月24日）、https://www.mhlw.go.jp/shingi/2004/12/s1224-17.html
5）長谷川典子ほか：認知症とせん妄、日本老年医学会雑誌、51（5）：422〜427、2014
6）藤瀬昇ほか：うつ病と認知症との関連について、精神神経学雑誌、114（3）：276〜282、2012

事例紹介

▶ **氏名、性別、年齢**　C氏、女性、85歳

▶ **診断名**　アルツハイマー型認知症

▶ **主症状**　記憶障害、見当識障害、抑うつ状態、睡眠障害

▶ **生活史**　B県で出生。20代前半で結婚し専業主婦であった。夫の両親の介護経験がある。

▶ **家族構成**　夫は10年前に胃癌で死去。長男の家族と同居しており、長男、嫁、孫（2人）と5人暮らし。他県に嫁いだ長女がいる。

▶ **病前性格**　穏やかで明るい人柄。家族・親族とのかかわりを生きがいに楽しみとしてきた。

▶ **現病歴**

本人が75歳のとき、夫が胃癌で死去した。その後は独居で自宅に引きこもるようになり、悲観的な発言が増えてきた。月に2～3回、近所の長男家族が遊びに行き、身のまわりの世話をしていた。

77歳の頃から、同じことを何度も繰り返し言うようになり、大切な約束やお金の管理ができなくなった。冷蔵庫の中には、賞味期限が切れたものや、同じ食材が複数入っていた。日時や場所を忘れるなど認知機能の低下が目立つようになり、その日の出来事や数分以上前の記憶がなく、支援を拒否したり、「ものを盗られた」などの被害妄想を訴えるようになった。近所の人に「お金を返してほしい」と電話したり、泥棒が入ったと警察に連絡することもあった。

本人は拒否したが、長男とともに認知症外来を受診したところ、改訂長谷川式簡易知能評価スケール11点であり、画像・血液検査から「アルツハイマー型認知症」と診断され、薬物療法が開始となった。

「アルツハイマー型認知症」の診断後、長男家族と同居を始めた。同居後から、夜間に1人で自宅に帰ろうとして道がわからなくなることもあった。介護度は要介護3と認定された。認知症対応型デイサービスに通った

り、訪問介護を受けながら自宅で生活をしていたが、ヘルパーが訪問すると大声を出したり、ケアを拒否することが増えた。家族に対しても大声を出し、被害妄想が出現するようになり自宅介護が困難となった。受診の結果、薬物調整のため入院が必要となったが、本人の理解・納得が難しく、家族の同意を得て医療保護入院となった。

▶ **入院後の経過**

入院当日、「自宅に帰りたい。だまされた」という発言が繰り返された。担当看護師が説明しても帰宅願望がおさまらず、病棟内を歩く姿がみられた。夕食を摂取された後も、夜間、ほとんど眠らず病室から出たり入ったりを繰り返していた。朝、5時くらいから入眠されたため、翌日はほとんど覚醒することがなく、食事も摂取できなかった。夜になってから覚醒し、大きな声で家族を呼び、歩きまわる姿がみられた。

その後も、日中は傾眠傾向が強く、リハビリテーションや院内のレクリエーションに参加できないことが続いた。覚醒していても、BPSDがあり落ち着かない日が多く、食事を摂取したり、清潔ケアを実施したりすることが困難であった。夕方から覚醒し「孫のお迎えに行かないといけないので帰らせて頂きます」と話し、病棟を歩いていた。夜間は覚醒していることが多く、大きな声で家族や看護師を呼ぶことがあった。

覚醒時、食事はセッティングして2～3割程度までは自身で摂取できるが、その後は眠ってしまい摂取困難である。看護師が介助し、5割程度摂取できるが、それ以上進めると強く拒否をする。水分でむせることがあるため、水分にとろみをつけている。

排泄は、覚醒しているときはトイレで実施できるが、傾眠のときは尿意・便意を訴えることができず間に合わないため、オムツを着用している。便秘傾向であるため、下剤を内

服してコントロールしている。夜間、覚醒したときには、自分でオムツを外し、トイレ以外の場所で排泄をすることがある。

　清潔は昼間覚醒できないため、入浴、口腔ケア、更衣ともに拒否されることが多く、全介助で実施している。歩行状態は、覚醒しているときには歩行できるが、ふらつきがある。

　また、時々左下肢の痛みを訴えることがあり、痛みがあるときは立位をとることができない。下肢痛があるためレントゲンで確認したところ、骨折などの異常所見は認められなかった。リハビリテーション室への移送や、院内デイケアへの移送は車いすを使用している。

▶ **検査データ**　身長145.0cm、体重40kg、体温36.5度、脈拍回数68回／分、呼吸回数20回／分、血圧112/70mmHg、WBC：5400/μL、RBC：380×10^4/μL、Hb　9.2g/dL，Ht：31.2　%，Plt　23×10^4/μL，TP　6.2g/dL、ALB：3.8g/dL

　MRIでは、側頭葉内側の海馬・嗅内皮質の萎縮が認められ、SPECTでは前頭葉、頭頂・側頭部連合野の脳血流低下が認められた。

▶ **処方内容**　ドネペジル塩酸塩（アリセプト、5 mg）2 錠／夕食後、メマンチン塩酸塩（メマリー、20mg）1 錠／夕食後、頓用（便秘時）：酸化マグネシウム錠（330mg）1 錠／食後

▶ **治療方針**　薬物療法、理学療法、作業療法、院内デイケア 3 回／週

アセスメントのポイント

● 視点

①認知機能障害と行動・心理症状が生活に及ぼす影響

　認知症の症状で、とくに生活上問題となるのは、脳の器質的な変化から生じる認知機能障害と行動・心理症状（BPSD）からなる症状である（**図1**参照）。認知機能障害として主なものに記憶障害があるが、記憶障害が見当識障害、失行・失認、実行機能障害などといったその他の認知機能障害の原因になっていることがある。そのため、具体的にどのような認知機能が低下しているのか、患者の行動や発言などから情報収集をしてアセスメントする必要がある。この認知機能障害に、周囲の環境や患者自身の身体・心理状態が影響することで、BPSDにつながる。BPSDは患者の性格やそのときの状況によって、現れる症状が異なる。たとえば、その場の音や雰囲気、医療者・介護者のかかわり方次第で、興奮することも落ち着くこともある。BPSDの出現に影響する要因を出現前の環境や患者の様子などから推測し、影響をできるだけ少なくすることが必要である。とくに入院環境は、普段の生活環境と大きく異なることから、BPSDが出現する可能性が高くなるため、小さな変化も見逃さないように注意して接する。

②患者のこれまでの生活歴が言動に及ぼす影響

　BPSDの出現には、患者のこれまでの生活歴が影響し、元々の性格が顕在化することが多い。その人が、これまでに生きてきた生活環境や背景、その人の性格などから、BPSDの発生原因や行動の根拠がみえてくることがある。患者の家族や患者をよく知る身近な人から、多面的に情報を得ることで、ケアの糸口が見いだせることがある。

③身体症状が認知機能に及ぼす影響

　認知機能の低下は、身体症状が原因で出現することもある。自身の身体症状や痛み・不快を認知機能の低下によりうまく表現することが難しくなり、怒りや落ち着きのなさなどのBPSDの出現に繋がることがある。自身の体調をうまく伝えることができない可能性があり、BPSDはその人の「訴え」かもしれないと認識し、異常の早期発見に努める必要が

ある。全てが認知症によるものと考えるのではなく、認知症ではない症状から認知機能の低下やBPSDのような症状が出現することがある。とくに、身体症状の悪化によるせん妄、加齢の影響によるうつ病は症状が似ているため、鑑別が必要である。

④本人・家族への教育的支援

本人が、認知機能低下や思いどおりに行かないことを認識している場合もある。本人の思いを傾聴しつつ、日常生活での身体的疲労や危険を避けるような教育や支援を行う。また、身近で介護にあたる家族は、介護に対する疲労感や負担感と、患者の言動が理解できない苦悩、入院に対する後ろめたさや自責の念など、複雑な気持ちをもっている。家族の気持ちを傾聴して労い、サポーティブに対応する。また、家族がどのような不安を感じているか、認知症に対する認識、今後の介護の方向性を聴取する。

● 間違えやすい部分

①身体症状と中核症状およびBPSDとの区別

患者の訴えがあった場合に、実際に身体症状があるのか、認知症の中核症状やBPSDから出現しているのか、見極める必要がある。認知症者は、認知機能の低下により自身の症状を明確に表現できないため、身体症状のアセスメントを実施し、異常の早期発見に努める。また中核症状またはBPSDによるものの場合、認知症者にとって不快になる何かの原因があることが考えられる。そのため、症状が出現する前の患者の様子や環境から、原因の特定を試みる。

②患者・家族の「問題」だけでなく強みに目を向ける

認知機能低下やBPSDの症状、家族の困難があると、それらの「問題」に注目しがちである。しかし、患者と家族のもてる力や強みを見いだせるようにかかわることで、本人たちに合ったケアが考えられるようになる。意欲や能力など内面的な強みと、周囲にもっている資源・環境などから、患者が自立して実施できるADLがあれば、どのような条件であれば実施できるのかアセスメントし、患者が主体的に実施できるようにかかわる。

● 条件が変わる場合

①発症年齢が違う場合

65歳未満で発症する若年性認知症の場合、若年に特有の発達課題や、とくに家族役割・就労関係の社会的課題について、アセスメントと支援が重要となる。一方、高齢者であっても、暦年齢だけでは一概に言えない本人・家族のさまざまな状況をふまえる必要がある。社会資源や制度も活用しつつ、本人と家族を支えていくことが求められる。

②治療可能な身体疾患が原因の場合

認知症の4大疾患の場合は進行性で治療不能な場合が多いが、薬剤性や代謝性の認知機能障害、正常圧水頭症などが原因の場合、それらの治療により認知機能が回復する場合もある。既往歴・現病歴の問診、フィジカルアセスメントや諸検査、鑑別診断が重要である。

③本人に認識がある場合

認知症の発症初期から軽度では、認知症を「自覚」している場合も多く、当事者の交流会[1]や手記・体験談[2]が公開されている。また、認知症の中等度以降では認知機能が障害されていても、視覚および感情を認識し表現する機能と感情を表現する機能は比較的保たれていることが多い。本人は「状況をわかっている」ことを前提に、1人の尊厳をもった人間としてかかわることが重要である。

引用文献
1）認知症の人と家族の会：認知症の本人の声，http://www.alzheimer.or.jp/?page_id=3200
2）NPO法人健康と病の語りデイペックス・ジャパン：認知症の語り，https://www.dipex-j.org/dementia/

項目	情報	アセスメント
家族構成	・夫は10年前に死亡。現在は長男 (55歳) の家族 (妻・孫2人) と同居し5人暮らし ・長女 (50歳) は他県に嫁いで別に暮らしている	●後期高齢者で介護を担う家族はいる。今後、意思決定代理人を確認する必要がある
処方内容	・ドネペジル塩酸塩 (アリセプト) ・メマンチン塩酸塩 (メマリー)	●ドネペジル塩酸塩は神経伝達物質アセチルコリンの分解酵素の働きを抑え、記憶障害や常同行動、判断力の低下などの症状進行を遅らせる作用がある。一方、消化器症状の嘔気・嘔吐、循環器系症状の不整脈・徐脈 (アセチルコリンによる迷走神経の刺激)、パーキンソン症候群、精神神経系症状の易怒性・攻撃性・暴言・興奮などの副作用について観察が必要である ●メマンチン塩酸塩はグルタミン酸受容体の一つであるNMDA受容体の拮抗作用により、受容体内のカルシウムイオンの流入を抑え、神経細胞傷害や記憶・学習障害を抑える作用がある。一方、活気の抑制や、攻撃性・異常興奮などの副作用について観察が必要である ●内服と服薬量を確認し、副作用の出現時は、主治医に早く相談し処方変更を検討できるようにする
現病歴・生活史、既往歴・アレルギー、価値観・宗教	・現病歴：本人が75歳の時、夫が胃癌で死去。その後は独居で自宅に引きこもり、悲観的な発言が増えた。月に2〜3回、近所の長男家族が身のまわりの世話をしていた。77歳頃から、同じことを繰り返し言うようになり、約束を守れず金銭管理が困難になった。冷蔵庫には、賞味期限切れや同じ食材が多数詰まっていた。近所の人に「お金を返してほしい」と電話をしたり、泥棒が入ったと警察に連絡することがあった。本人は受診を一旦拒否したが、長男と認知症外来を受診したところ、改訂長谷川式簡易知能評価スケール (HDS-R) は11点、画像や血液の検査から「アルツハイマー型認知症」と診断され、薬物療法が開始となった。その後、長男家族と同居を始めたが、夜間に一人で自宅に帰ろうとして道がわからなくなることもあった。介護度は要介護3と認定され、認知症対応型デイサービスへの通所や、訪問介護を受けながら自宅で生活をしていた。しかし、ヘルパー訪問で大声を出し、ケア拒否をする場面が増えた。家族にも大声を出し、被害妄想が出現するようになり、自宅介護が困難となった。本日受診の結果、薬物調整の入院が必要となった。本人の理解・納得が難しく、家族同意による医療保護入院となった ・生活史：B県で出生。20代前半で結婚し、専業主婦だった。夫の両親の介護経験がある ・既往歴・アレルギー：これまで大きな病気をしたことがない。アレルギーはとくになし ・価値観・宗教：親や親戚の付き合いを大切にする。お盆の時などは、必ず墓参りに行く	●本人の理解・同意が困難ななかでの入院であり、これまでの生活歴や経過をふまえ、本人の視点や思いを捉えながら対応する必要がある。人付き合いを大切にする元々の性格を強みととらえ、ケアに活かしていく工夫が必要である

項目	情報	アセスメント
精神機能（意識、情動、思考、判断、言語、知覚、記憶、知能など）	・HDS-R は11点で、認知機能の低下や記憶障害がある ●入院前 ・77歳頃から何度も同じことを話すようになり、日時や場所を忘れるなど認知機能の低下が目立つようになった。その日の出来事や数分以上前の記憶がなく、ケアを拒否したり、「ものを盗られた」などの被害妄想を訴えたりするようになった ●入院時 ・「家に帰りたい、だまされた」と帰宅願望を言う ・徘徊（歩きまわり）や夜間不眠あり ●入院後 ・不安や興奮などのBPSD、せん妄が出現し、昼夜逆転（夜間浅眠、日中傾眠）が多くなった。覚醒しているときは会話ができることがあるが、多くの場合はつじつまがあわない	●HDS-R は30点中11点であり、20点以下は「認知症の疑い」となる。認知機能における記憶や知覚の変化、さらには妄想や不安・興奮などのBPSDの推移について、注意深く見守る必要がある。それらをコミュニケーションや意思疎通の際に活用していく ●徘徊（歩きまわり）があり、BPSDが出現していることから、認知症中等度の時期であると考えられる ●夜間の不眠、昼夜逆転からさらにBPSDが増強する可能性がある
自己実現	・入院や医療に対する認識：説明されると入院が必要なことは理解できている様子だが、時間が経つとそのことを忘れる様子である ・服薬、治療に対する認識：拒薬することはなく、内服介助・確認を受け入れている ・病気に対する認識：なし ・主治医からの説明内容：（本人に）最近お気持ちが落ち着かない状態と見受けられます。お気持ちが落ち着けるよう、必要な検査をして体調が整うお薬の量を探していきましょう。こちらに少しお泊まり頂くことになりますが、ご家族が毎日来られるので安心してください ・（家族に）妄想や興奮などの行動・心理症状が増悪しているので、症状の変化をみながら内服薬の調整をしていきます。調整中は症状の一時的な悪化も想定され、通院は難しいのでしばらくご入院頂くことになります。目途が立つまで数週から1か月かかる場合もありますが、日常生活に制限はありません。ご無理のない範囲でご面会頂けます ・本人が受けとめたこと：家族から入院して治療を受けることを説明したところ、説明したときには納得するが、少し時間が経つと忘れて「孫を出迎えるので帰ります」と帰宅願望を訴える ・自己価値観：認知機能の低下前は、専業主婦として家族・親族にかかわることを生きがいとしてきた ・退院、地域生活への姿勢：認知機能が低下する前までは、家族・親戚を気にかけ、正月や盆休みの親戚の集まりを楽しみにし、親・親戚の墓参りも欠かさず行っていた。認知機能が低下してからは、地域住民との交流はほとんどなく、入院後は帰宅願望が強い	●本人は入院目的の説明を受け、そのときは本人なりに理解・納得している様子だが、時間経過とともに帰宅願望を述べている。説明された内容の記憶が困難であることに加え、不慣れな入院環境であること、住み慣れた自宅で孫を迎えたいことを思い出す力があることをふまえ、本人が納得して落ち着いて生活でき、家族・医療者とかかわれる環境づくり・支援が必要である
全身状態	・入院時の検査データ：身長145.0cm、体重40kg、BMI19.0、体温36.5℃、脈拍数68回/分、呼吸数20回/分、血圧112/70mmHg ・入院時の血液データ：WBC 5400/μL、RBC 380×10⁴/μL、Hb 9.2g/dL、Ht 31.2%、Plt 23×10⁴/μL、TP 6.2g/dL、ALB 3.8g/dL ・副作用の有無および対処：副作用なし ・皮膚、爪：皮膚の弾力性は低下しているが、加齢の影響によるものである。創傷はない	●BMIや栄養状態に関連する血液データは、女性の基準値と比較するといずれも低めである。しかし、後期高齢者の女性であることをふまえると、値が低めの場合も多く、本人の入院前やこれまでの検査値の経緯と比較しながら、症状や全体像をアセスメントしていく必要がある

項目	情報	アセスメント
全身状態（つづき）	・姿勢・動作：立位をとると、やや前傾姿勢。軽度円背あり。覚醒しているときは、歩くこともあるが、ふらつくことがある。原因不明の下肢痛（膝から下腿）があり、とくに、夜間横になっているときに痛むことが多い。他診療科に受診予定であり、原因は精査中 ・義歯・眼鏡の使用：義歯の使用なし。小さい文字を見るときのために老眼鏡を作成し持っていたが、自宅ではほとんど使っておらず、入院時は持参していない。 ・軽度の難聴があるため、耳元で大きい声で話さないと聞こえないことがある	● 原因不明の下肢痛について本人の認識を聞き出し、ADL・IADLを観察・アセスメントし、セルフケア不足の点を支援する。他科受診で原因を確認し、必要な診療とケアにも結びつける ● 加齢による視聴覚機能の変化が、ADL・IADLに及ぼす影響を観察・アセスメントする ● 痛みや視聴覚機能の変化が、認知機能やBPSDに及ぼす影響もアセスメントする必要がある
日常生活（食物と水分、排泄）	・食欲：訴えることはない ・嗜好・間食：嗜好なし。間食をすることはない ・食事動作：緩慢。3割程度摂取すると、手を止めてしまう。途中から食事の促し介助が必要 ・飲水行動：飲水時、むせることがあるため、とろみをつけている ・電解質バランス：Na 145 mEq/L、K 3.7 mEq/L、Cl 108 mEq/L ・尿・回数：覚醒時に尿意がありトイレが間に合えば1日に3〜4回はトイレで排尿する ・傾眠時や尿意不明時も多く、定時オムツ確認で失禁も多い ・尿・量：重量測定含め1日1L前後 ・便・頻度、性状：3〜4日に1回。ブリストルスケール2〜3 ・下剤などの使用：排便がないときには酸化マグネシウム錠（330mg）1錠、食後に内服する ・嘔吐など：なし ・生理・周期：閉経、52歳	● 高齢者は低栄養・脱水を起こしやすいため、食物・水分の必要摂取量を満たしているか、嚥下や消化機能の低下がないかなど、定期的なアセスメントが必要である ● 高齢者は、加齢の影響で腎・膀胱や腸蠕動の機能が低下し、頻尿・残尿、便秘・宿便などの排泄トラブルが生じやすい。排泄状況について毎日のアセスメントとケアが不可欠である ● 認知機能と排泄機能の相互作用、排泄行動の自立や失禁減少に向けたアセスメントも重要である
活動と休息	・睡眠時間：昼夜逆転しており、昼間は傾眠傾向にあり、夕方から夜間にかけて覚醒している ・不眠時の対処行動：睡眠導入剤などは今のところ使用していない ・1日の過ごし方： 入院前：認知症対応型デイサービスに週3回通所、訪問介護に週3回通ってもらっていた。デイサービスがない日は、自宅でテレビを見て過ごすことが多かった。夕方、孫が中学校から帰宅するのを玄関先で待つのが日課だった。 入院後：理学療法・作業療法1日1回50分、院内デイケア1日1回が予定されているが、昼間は傾眠傾向にあるため、十分に受けることができていない ・排泄・清潔：覚醒しているとトイレで実施できるが、傾眠中はオムツを使用している。清潔は全介助 ・楽しみ、趣味：夫の生前は、夫との旅行が楽しみだった。また、音楽を聴いたり歌ったりするのも好きだった。長男家族と同居してからは、孫との会話が楽しみであった	● BPSDの1つとして不眠や不安・興奮がみられる。可能性のある不眠の原因、身体疾患、薬剤の影響も探りながら、本人に最適な活動と休息のバランスも探っていく。本人の楽しみや強みを活かして日中の活動時間を増やすことで、昼夜逆転を改善するよう働きかけていく必要がある
個人衛生	・入浴・洗髪：全介助 ・髭剃り、化粧など：肌の保湿は、鏡の前で促すと介助を受けながら行う ・洗濯：家族が持ち帰って実施している ・更衣、身だしなみ：更衣は全介助が必要である。整髪は、鏡の前で促すと介助を受けながら行う ・整理整頓：全介助	● 衛生面はほぼ全面的に介助が必要である。本人の「できるADL」を見極め、「しているADL」を促し（増やし）ながら、本人が清潔感・爽快感を得て、尊厳を保てるように支援していく

項目	情報	アセスメント
金銭管理	・経済的基盤と管理者：家族が管理している ・金銭感覚：食事の際に「お金を持っていないので、頂くことができない」との発言があった	●家族の管理を基本としつつ、本人の金銭感覚や尊厳を傷つけないよう、心配ない旨を伝えていく
安全保持	・自傷、自殺企図の有無：なし ・ストレスに対する反応、コーピング：不快な場合は、大きな声を出すことがある	●安全面で現在は顕著な問題はないが、潜在的なリスクも含めて今後観察していく ●大声を出すことは、本人や周囲が影響を受けるので、不快を最小限にするかかわり方を工夫していく
社会的相互作用	・他者との接し方：声を掛けられると返答するが、積極的にかかわることはない ・コミュニケーションの内容、方法：会話でコミュニケーションをとることができる。聞かれると、入院してきた経過と帰宅願望を何度も繰り返す ・表情：普段は硬い。歌の話と孫の話をするときは、少し表情が和らぐ ・感情表現（喜怒哀楽）：帰宅願望を訴えるときに、涙を流すことがある ・家族とのかかわり：1日置きに長男もしくは長男の嫁が面会に来る。週末は孫も一緒に面会に来る。長男、長男の嫁には、帰宅願望の訴えがあるが、孫には穏やかに接している。外出・外泊は実施していない ・友人とのかかわり：友人の面会はなし ・他患・メンバーとのかかわり：他患者との積極的な交流はない ・医療者とのかかわり：清潔ケアやオムツ交換のときに、強く拒否することがある	●老年期の発達課題として、ハヴィガーストは①体力や健康の衰えに適応する、②引退と収入の減少に適応する、③配偶者の死に適応する、④同年代の人びとと親密な関係を結ぶ、⑤社会的・市民的義務を果たす、⑥身体的に満足でききる生活環境を確立する、をあげている。これらの一部は認知症発症前に達成しているが、未達成の課題もある。一方、認知機能の障害で本人がこれらの課題を表現しづらい点を考慮し、本人の心理的特徴や傾向を推察してかかわることが求められる

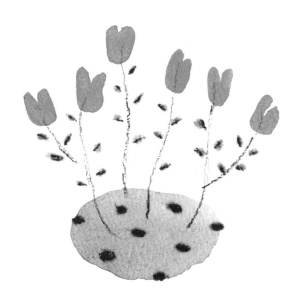

79

全体関連図

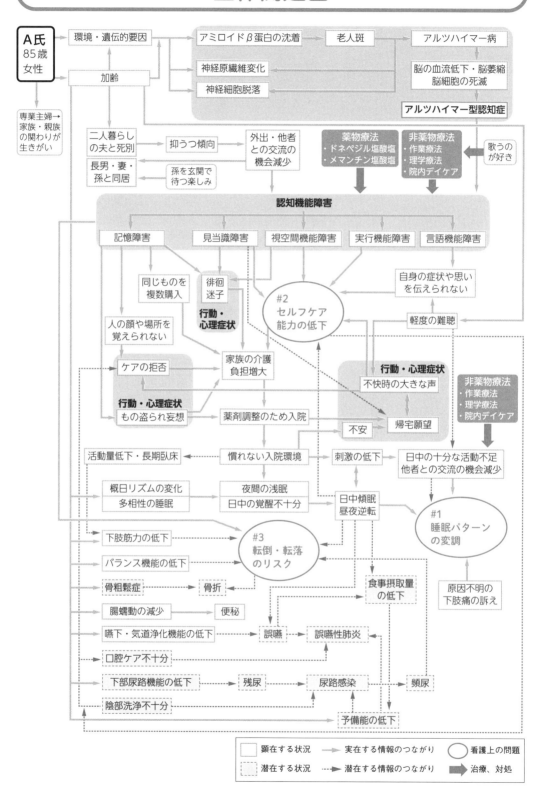

全体関連図の解説と看護の視点

C氏の看護問題

 # 1 BPSD、慣れない入院環境、日中の十分な活動の不足、原因不明の下肢の疼痛、加齢による概日リズムの変化に関連した睡眠パターンの変調

 # 2 認知機能の低下および軽度難聴で自身の症状や思いを伝えられないこと、BPSD、昼夜逆転による日中の傾眠傾向、慣れない入院環境に関連したセルフケア不足

 # 3 認知機能の低下、昼夜逆転による日中の傾眠傾向、活動量の低下、長期臥床・加齢による下肢筋力の低下に関連した転倒・転落のリスク状態

この患者の認知機能が低下するきっかけとなった出来事は、夫との死別である。老年期の発達課題である「配偶者の死別」という喪失体験と、独居になったことから人生に希望がもてず、うつ状態となり引きこもりになった。そのため他者との交流の機会が減少し、認知機能の低下をきたしたと考えられる。認知機能の低下とBPSDの増悪から、家族の介護負担が大きくなり、薬物調整の目的で入院となった。

入院してからは、慣れない療養環境のため昼夜逆転となり、日中は傾眠傾向、夜間は不眠の状態になり、さらにBPSDが悪化している。また、昼夜逆転であるため、日中に予定されている必要なケアやリハビリテーションを受けることができず、睡眠と覚醒のリズムが乱れてBPSDを悪化させている。「# 1 睡眠パターンの変調」は、日常生活への回復をめざすうえで、他の顕在的な看護問題に影響していることから、この問題の優先順位が上位になる（# 1）。

認知機能の低下、とくに記憶・見当識障害と言語機能障害に加え、軽度の難聴で自身の症状や思いを家族や医療者に十分伝えられないことで、セルフケアの向上や周囲の支援が困難になる。また、不安や帰宅願望、ケアの拒否といったBPSDや、昼夜逆転による日中の傾眠傾向、慣れない入院環境が「# 2 セルフケア能力の低下」に関連している。「摂食セルフケア不足」については、日中、十分

に覚醒できないことから、十分に食事摂取ができなくなる可能性があり、予備力が低下している高齢者は、容易に全身状態が悪化することが考えられる。

加齢の影響による嚥下機能の低下から水分を摂取するときに誤嚥をしており、水分にはとろみをつけて摂取している。しかし覚醒状態が悪いまま食事を摂取していると、誤嚥してしまい、誤嚥性肺炎の発症につながる危険性が高い。

また日中の清潔ケアを拒否しており、口腔ケアや陰部洗浄などが十分に実施できず、このことからも誤嚥性肺炎や尿路感染が発生しやすい。さらに尿路感染から膀胱炎が発生した場合は、頻尿の症状が出現するため、そのことによる頻回なトイレ歩行が「# 3 転倒・転落リスク」につながる可能性がある。見守られつつ自立した日常生活への回復をめざすうえで、現存する「# 2 セルフケア能力の低下」は、さまざまな潜在的リスクにもつながるため2番目とした。

認知機能の低下があるなか、また昼夜逆転で日中が傾眠傾向にあるため、日中のリハビリテーションが十分に実施できていない。元々の加齢の影響と長期臥床や日中の活動不足により下肢の筋力低下が進み、「# 3 転倒・転落のリスク」が出てくる。日中の覚醒状態が良好でないなかで、歩き回り（徘徊）などが出現した場合も転倒の可能性が高くなる。高齢であって骨粗鬆症を併発している可

能性があるため、転倒した場合は骨折や頭部打撲による脳出血につながる可能性がある。そのことから入院期間の延長、安静保持のためのさらなる筋力低下や認知機能の低下が潜在的リスクとして予測される。ただし、現在は薬剤を調整して自宅退院をめざし、セルフケア能力を維持する方向で進んでいるため、潜在的リスク「#3 転倒・転落のリスク」は3番目とした。

看護計画

#1 BPSD、慣れない入院環境、日中の十分な活動の不足、原因不明の下肢の疼痛、加齢による概日リズムの変化に関連した睡眠パターンの変調

元々、認知症によるBPSDがあったところに、入院により自宅とは異なる不慣れな環境という変化や、リハビリテーション以外はあまり動かないという活動不足、原因不明の下肢の疼痛という安楽の変調が加わったことによって、BPSDがさらに悪化した。

加齢の影響により睡眠-覚醒の概日リズムが変化しており、とくに後期高齢者の睡眠は、多相性であり1日に何度か睡眠・覚醒を繰り返すことがあり、日中の傾眠と夜間の浅眠や睡眠中断が多くなる傾向にある。また、入院中で時間の経過がわかりづらいこと、日中の活動が普段の生活より少ない事などから、生活リズムが崩れ、昼夜逆転となっている。そのため、夜間に覚醒し大きな声を出すなど、BPSDが出現している。日中は、傾眠傾向であるため清潔や食事のケアを受けることが難しく、リハビリテーションや院内デイケアへの参加も困難となってしまった。

夕方は、住み慣れた自宅の玄関先で孫を出迎えたいという気持ちはあるが、場所がわからず1人で歩きまわる（徘徊）など、「夕暮れ症候群」（p.83、**NOTE**参照）を引き起こしていることが考えられる。しかし、入院してからも「孫を出迎えたい」という気持ちをもてているのは、長男一家と暮らしていたときに自己の役割を担うことができ、やりがいを感じていたことがうかがえる。その気持ちを、退院に向けた目標にできるよう、患者の強みに働きかけることができる。日中の活動を促し、規則的な生活リズムが獲得できるように支援する。また、日中の傾眠傾向が続く場合、生活リズムの変調だけでなく、BPSDの抑うつ状態や、認知症に加えてうつ病を併発していないか、アセスメントが必要である。

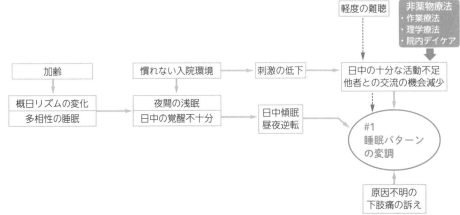

看護目標	
長期目標：	**薬剤を調整してBPSDを軽減することができ、社会資源を活用し、趣味の音楽を聴いたり孫との会話を楽しみながら、自宅で療法生活を送ることができる**
短期目標：	**①日中の覚醒時間を延ばすことができる**
	②毎日午前1時間・午後1時間リハビリテーションや院内デイケアのレクリエーションに参加することができる
	③原因不明の下肢の疼痛をコントロールできる

看護計画	根拠・理由
OP（観察項目） ①リハビリテーション前にBPSD（妄想・幻覚・不安・抑うつ・攻撃的言動・徘徊・興奮・意欲低下）と下肢の疼痛の程度を確認する ②夜間の睡眠状態をカルテから情報収集し、日中の覚醒状態を1時間ごとに確認する ③バイタルサインを確認する ④食事摂取状況を確認する ⑤リハビリテーション実施前・中・後の表情と発言を見る	❶昼夜逆転で生活リズムが崩れたり、疼痛がコントロールされていないと、BPSDの出現や悪化につながる可能性が高い。下肢の疼痛は原因がわからないため、疼痛の関連因子を明確にして疼痛を緩和するようにつなげる ❷夜間よく眠れるためには、日中の過ごし方を工夫し活動量を上げる必要がある ❸❹身体の状態、血糖や栄養状態が整った状態でリハビリテーションに取り組む必要がある ❺リハビリテーションやレクリエーションなどで規則正しく人がかかわることで、覚醒を促すことができる。また他者との交流の機会が患者にとってよい刺激になり、BPSDの出現を抑えることができる
TP（直接的ケア） ①リハビリテーションに行く30分前には覚醒を促す ②リハビリテーション前に更衣と洗面をする ③リハビリテーション内容を、患者が理解できる言葉を使って説明する ④患者が納得して承諾の回答を確認してから開始する ⑤患者が不安を感じないように、落ち着いた雰囲気で実施する	❶❷リハビリテーション前の患者の身体的・心理的な準備性を高める ❸❹❺本人が受容できていないままリハビリテーションを実施すると何をされているか理解できず、BPSD発症のきっかけになることがある。そのため、患者の理解度と心理的な受容度を確認しながら進める。また、そのことでリハビリテーションの効果も向上する
EP（指導計画） ①患者が主体的に取り組めたことがあったら、取り組みを労い、楽しめたことをポジティブにフィードバックする ②リハビリテーション室には他の患者がいるため、社会性に関心を向けてもらい、整容・更衣の必要性を患者が認識できるよう促す	❶患者の意欲や自信を高め、「楽しい」という感情記憶を強化することは、その次のリハビリテーションへの参加にもつながる ❷他者がいる場を意識してもらうことで、外見を整え本人の尊厳・意欲を高める

NOTE

夕暮れ症候群

夕方になると落ち着かなくなったり、BPSDが出現しやすくなり、帰宅願望を訴えるような状況を指す。認知症の「見当識障害」や「記憶障害」により、自分のいる場所が理解できずに不安になっていることが原因と考えられる。また、夕方は社会全体が慌ただしくなる時間で、「夕方だから帰宅する」というこれまでの習慣や記憶に関連するものであると言われている。

#2 認知機能の低下および軽度難聴で自身の症状や思いを伝えられないこと、BPSD、昼夜逆転による日中の傾眠傾向、慣れない入院環境に関連したセルフケア不足

日中は傾眠傾向であるため、食事・清潔・排泄のケアを自身で実施できないだけでなく、看護師からのケアを受けることも難しい状況である。生命の維持のための食事摂取は不可欠であり、認知機能が低下してBPSDが出現している患者に対して全身状態の改善のための点滴などの実施は避けたい。しかし十分に覚醒しないまま食事摂取を促すと、誤嚥や窒息の危険性があるため、覚醒した状態で食事が摂取できるようになることが望ましい。

清潔の保持は衛生面や感染予防の観点からだけでなく、定期的な入浴や清拭が心地よい刺激になり、生活リズムを整えることにもつながる。ただし、患者に対して無理にケアの実施をしたり、ケアの際に恥ずかしい思いや寒い思いをした場合、不快だったという印象

が残り、本来であれば快適であるはずの清潔ケアの提供が、BPSDの発症や今後の清潔ケアの拒否につながることもある。そのため清潔ケアの提供の際には、十分な配慮が必要である。

排泄のケアについては、加齢の影響から皮膚が脆弱な状態になっているため、できるだけオムツを使用することは避けたい。また、オムツの使用が患者の自尊心の低下につながることもある。一方、失禁したことを他者に知られたくないため、オムツ着用で安心感を得る患者もいる。患者のニーズを把握して、必要なケアを提供する。定期的なトイレ誘導により日中の覚醒を促すことにもつながるため、患者の排泄パターンを把握しながら、適宜トイレへ誘導する。

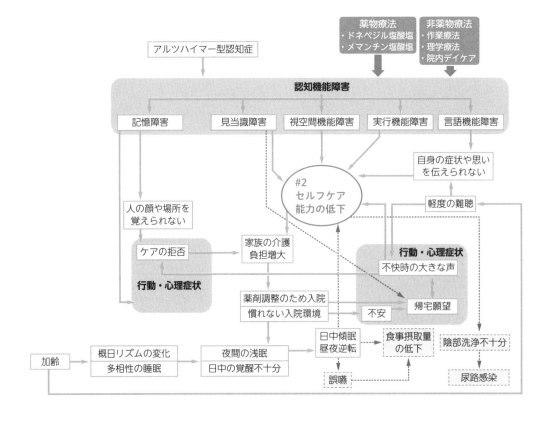

看護目標	長期目標：**薬剤の調整によりBPSDが軽減し、必要時に支援を受けながら自己のセルフケア行動を促進し、安寧な生活を送ることができる** 短期目標：**①支援を受けながら、清潔・食事・排泄のセルフケアを実施することができる**（例：定期的な誘導により日中はトイレで排泄できるなど） **②症状や生活に関する自らの思いを医療者に伝えられるようになる** **③セルフケアへの参加を通して、日常生活のリズムを整えられる**

看護計画	根拠・理由
OP（観察項目） ①BPSD（妄想・幻覚・不安・抑うつ・攻撃的言動・徘徊・興奮・意欲低下）と下肢の疼痛の程度を確認する ②夜間の睡眠状態をカルテから情報収集し、日中の覚醒状態を1時間ごとに確認する ③バイタルサインや食事摂取状況を確認する ④清潔・食事・排泄のセルフケアに対する本人の思いと自立状況を確認する ⑤頭髪・顔面・全身の皮膚の状態を観察する ⑥食事の摂取状況、誤嚥の有無を確認する ⑦排泄（トイレ・失禁）の状況、タイミングのパターン、排尿量・性状、排便回数・量・性状を確認する	❶❷日常生活を円滑に送るため、またセルフケア不足を支援するうえで、BPSD・疼痛・不快のコントロール状況や、睡眠・覚醒リズムの状況をふまえる必要がある ❸❹身体状態、血糖や栄養状態を確認したうえで、日常生活の援助を行う必要がある ❺❻❼清潔・食事・排泄の本人の状況、セルフケアの状況を確認したうえで、必要な支援・ケアを検討する必要がある
TP（直接的ケア） ①清潔のセルフケア： 　1）意欲・好み・気温・状況により、介助しながら清拭またはシャワー・入浴を行う 　2）モーニング・イブニングの洗面ケア、朝・昼・夕食後の口腔ケアを行う ②食事のセルフケア： 　1）本人が食事に集中できるよう部屋環境を整える（テレビを消す、座位を保つなど） 　2）本人が前半の食事を自力摂取できるように設定する（蓋を取る、食器位置を整える） 　3）後半に食事の速度が低下した場合、本人の意思・意欲・スピードを確認しつつ介助する 　4）栄養バランスを考慮してメニューが摂取できるよう促す ③排泄のセルフケア： 　1）夜間の睡眠時は、予防的にオムツを使う（本人に確認、殿部・陰部の皮膚の確認） 　2）日中の意識覚醒時は、オムツを外し定時でトイレ誘導する（6～7時、朝食後、午前のリハビリテーション前、昼食前後、午後のリハビリテーション前、夕食前後、就寝前） ④患者が納得して承諾の回答を確認してから支援やケアを開始する ⑤患者が不安を感じないように、落ち着いた雰囲気で支援やケアを実施する	❶清潔は感染予防面に加え、爽快感や心地よい刺激が生活リズムの確立の効果につながる。本人の意欲や状況をふまえ、楽しめること尊厳をもって好みの方法を選べる選択肢を提示する配慮が重要である ❷食事は1）誤嚥のリスクを減らして安全に摂取（摂食・嚥下）できるよう、意識を集中でき、姿勢を正しく保てること、2）もてる力を最大限利用すること、3）、4）疲労を考慮しつつ、栄養状態を高められるよう支援・介助を行う必要がある ❸排泄は、1）夜間など排泄が間に合うか本人が不安な場合、本人の意思と皮膚の状態を確認しながら予防的にオムツを併用していく。2）日中はできる限りトイレで排泄できるよう、排泄パターンを探りながら誘導していく ❹❺患者の理解度と心理的な受容度を確認しながら進めることで、リハビリテーションの効果も向上する
EP（指導計画） ①患者が主体的にセルフケアに取り組めた場合、取り組みを労い、意義や今後につながる内容をポジティブにフィードバックする ②退院後に自宅で取り組めそうなセルフケアの内容について関心を向けてもらい、その意義や必要性を患者が認識できるよう促す	❶患者が日常生活のセルフケアに対する意欲や自信を高められるよう、感情や身体の記憶を強化することは、その後のセルフケア行動の継続にもつながる可能性がある ❷住み慣れた自宅での生活を思い出し、イメージ化するように関心を向けることで、セルフケアの意義や必要性を本人なりに前向きにとらえ、取り組む意欲の向上に繋がる可能性がある

#3 認知機能の低下、昼夜逆転による日中の傾眠傾向、活動量の低下、長期臥床・加齢による下肢筋力の低下に関連した転倒・転落のリスク状態

加齢の影響により筋力が低下し、高齢者は転倒のリスクが高くなる。患者は、入院してから昼夜逆転になっていて、活動量が低下し、臥床している時間が長くなっている。リハビリテーションを十分に受けることができていない。そのため、入院後さらに下肢の筋力が低下していると考えられる。BPSDもあり、昼夜逆転で日中は傾眠傾向にあることから、足元や周囲の環境の確認・認識が不十分で転倒・転落するリスクもある。

また、夕方になると帰宅願望を訴える「夕暮れ症候群」があるため、起き上がって歩いて帰ろうとする可能性がある。このように、傾眠傾向で覚醒状態が悪く、下肢筋力が低下しているため歩行状態が不安定であり、慣れない環境にあることから、歩行をするときやベッド周囲での移動時に転倒や転落などの事故につながる可能性が高い。

そのためには、危険の早期発見と、転倒や転落などの事故を予防できるような環境整備などの援助が必要である。また、患者が歩きたいと思うタイミングや理由を患者の身体状況、これまでの生活背景などさまざまな視点からアセスメントし、予測してかかわることができるような看護計画を立案していく。本人の楽しみである音楽を聞くことが気分転換になる場合は、個室または大部屋ではイヤホンで音楽鑑賞をすることで、ストレスを軽減し気分転換をはかり、「夕暮れ症候群」の緩和につなげられる可能性がある。

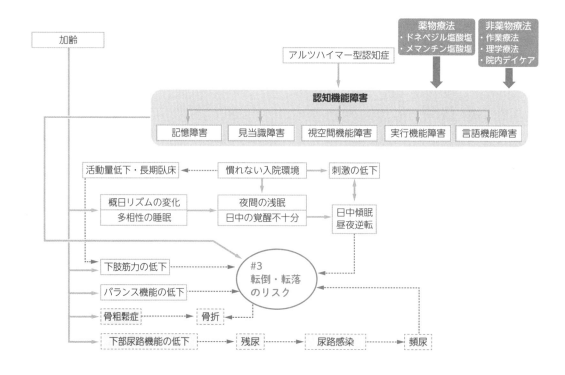

看護目標	長期目標：薬剤の調整によりBPSDが軽減し、転倒・転落がなく、自宅で生活することができる
	短期目標：①日中、本人が覚醒して日常生活を送り、リハビリテーションに参加できる
	②転倒・転落しにくい生活の工夫や環境整備を、本人・家族が理解し実施できる

看護計画	根拠・理由
OP (観察項目) ①意識覚醒の状況、BPSD (妄想・幻覚・不安・抑うつ・攻撃的言動・徘徊・興奮・意欲低下) の程度、バイタルサインを確認する ②夜間の睡眠状態をカルテから情報収集し、日中の覚醒状態を1時間ごとに確認する ③食事、清潔、排泄 (トイレ・失禁) の状況、タイミングのパターン、排尿量・性状、排便回数・量・性状を確認する	❶❷日常生活を円滑に送るため、またセルフケア不足を支援する上で、BPSD・疼痛・不快のコントロール状況や、睡眠・覚醒リズムの状況をふまえる必要がある ❸日常生活における食事・清潔・排泄の状況、パターンを確認したうえで、生活面の安全を検討する必要がある
TP (直接的ケア) ①病棟内・ベッド周辺の環境を整備する 　1) ベッド柵の3点設置、低床ベッドの活用 　・床マットの段差やコード類の整理、不安定で可動性のある家具の固定など 　2) 服装・靴を転びにくいものとする 　3) 必要時、離床センサー・モニターを設置 ②日常生活のリズム、排泄のパターンにより、事前にトイレ誘導を行う ③本人のストレスが高まっている場合、原因を探索して気分転換や緩和につながるようにかかわる (例：夕暮れ症候群の場合、好みの音楽を鑑賞できるように促すなど)	❶転倒・転落のリスクを危険予知の観点から洗い出し、環境整備を行うことでリスク軽減できる ❷日常生活行動を予測してかかわることで、転倒・転落リスクを軽減しながら、本人の尊厳や思いを重視した生活援助を行える可能性が高まる ❸本人の気分転換を図るケアは、創意工夫が求められる。本人の好みや強みを活かしたかかわりやケアは、本人と介助者双方にポジティブな感情をもたらし、陰性感情やBPSDを軽減できる可能性が高まる。ストレスを軽減し、穏やかな入院生活を送ることでBPSDの出現を抑え、歩きまわりを防止し、転倒の機会を減らすことができる
EP (指導計画) ①患者の退院後に向けて、家族が転倒・転落リスクを軽減できるような工夫、環境整備について理解を促す 　1) 自宅の環境整備について 　2) 患者のADLに応じた援助の必要性に関する指導、トイレ誘導について、など (可能なら事前に退院前訪問を実施するか、地域包括ケア・訪問看護介護に引き継ぐ)	❶患者が日常生活において転倒・転落リスクを軽減できるよう、住み慣れた自宅に潜むリスクを家族 (可能なら本人も) があげ、認識していただき対策がとれるよう促す ・具体的に、患者の状態に応じた自宅での生活をイメージ化して取り組めることが重要であり、退院前訪問や地域の社会資源の活用など、継続看護につなげる ・そのことで、より効果の高い看護計画につながる可能性がある

ケアの実際と評価

●「#1　睡眠パターンの変調」へのケアの実際

　看護計画に沿って実施した。夜間の睡眠状態の記録を確認したところ、1時〜3時の間は覚醒していたようだった。9時に訪室したところ、8時配膳の朝食を3／4程摂取して眠っていた。

　朝の挨拶で声を掛けたところ目を閉じたままうなづき、体調は「大丈夫」と返答があった。まだ眠そうであったため、一旦退室した。

　9時20分に再度訪室したところ覚醒しており、バイタルサイン測定を申し出ると応諾くださった。体温36.2℃、脈拍数65回／分、血圧102/70mmHg、呼吸数20回／分であり、リハビリテーションを実施できる体調だとアセスメントし、指導者に報告した。

　10時から理学療法の予定であるため、9時30分に声をかけて、リハビリテーションに行くため更衣を促した。患者が着たい服が見当たらず、また更衣にも時間がかかり、洗面所での洗面ができずおしぼりで顔を拭いていただいた。

　リハビリテーション室に行ったところで、排泄の希望があり、リハビリテーション室のトイレに行った。患者にとって慣れない環境だったため、トイレに入るときに少し表情が硬くなった。普段かかわっている理学療法士が声をかけると表情が和らぎ、トイレで排泄することができた。排泄後、自分で手を洗っていたので、「感染予防ですね」とフィードバックをしたところ、「そうね」と笑顔がみられた。

　1時間のリハビリテーションが終わり、11時過ぎに病室のベッドに戻ったが、「お昼まで歌を聴くわ」と好きな音楽を聴いて起きて過ごすことができていた。今日は午前中、覚醒できていた。

●評価

　リハビリテーション実施前の観察ができた。リハビリテーション前、あまり早いとリハビリテーション開始前に再度眠ってしまうかもしれないと思い、30分前に覚醒を促すように計画した。しかし、更衣に20分ほど時間がかかり、洗面と排泄の援助ができないまま、リハビリテーション室に移送してしまった。もう少し余裕をもって覚醒を促す必要があると感じたため、計画を変更する。

　排泄のときに理学療法士の声かけにより、患者の表情が変化し、動きがよくなったように感じた。声のかけ方によって、患者の気持ちを引き出すことができていたようにみえた。明日からは声のかけ方も、工夫をしてみようと思った。

　手洗いを主体的にされていたためフィードバックをしたところ、笑顔がみられたので、これからも患者のできている場面を見つけて、引き出していきたいと思う。

　今日は、リハビリテーション後、覚醒することができていた。好きな音楽を聴く時間がとれたことも、覚醒できたきっかけかもしれないため、明日以降の予定にも計画していく。

プロセスレコード

日時：2020年　月　日　12時頃
場面：昼食を配膳された場面

この場面を選択した理由：患者の行動の背景にある思いを理解できるような言動があり、振り返ることで根拠をもったよりよいかかわりができると考えた

C氏の言動	患者/メンバーの言動から感じたこと・思ったこと	私の言動	考　察
①……（食事が来ても食べないでいる）	②眠たそうだな。夜は眠れなかったのかな。お話しできるかな	③ごはん、食べられそうですか？	食事の摂取量のことだけ気になっていたが、食前の覚醒状態を確認する必要がある
④私、お食事いただいてもよいのでしょうか？	⑤どうしてそのように思うのだろう。食欲がないのかな？	⑥はい、Cさんのお食事ですよ	食事を食べられないことがあるが、それは食欲がないからだと思い込んでいた。自宅ではないところで食事を提供されていることを理解し、外食をするときにお金を払わなくてはいけないという社会性の認識があるようだ
⑦でも、私、お金は誰かに盗られてしまって、お恥ずかしいんですがお金を持っていなくて。お支払いできないんです	⑧食べたくないわけではなかったんだ。食事ということも認識できているんだな。お金のことを心配しているのか	⑨お金はいらないですよ。食べてください	
⑩でも、お支払いしない訳にはいかないです。こんなにして頂いて、申し訳ないです	⑪どうすれば食べて頂けるのだろう？困ったなあ。この会話がきっかけで、もの盗られ妄想が酷くなったらどうしよう。お金の事には触れないほうがよいかな。でも大丈夫と伝えたほうがよいな	⑫お金は、ご長男さんからお預かりしているので、ご心配いただかなくて大丈夫ですよ	もの盗られ妄想に関する発言があるときに、そのことについて尋ねると増悪することがあるので、妄想に関することは訂正しようと深く追求しないほうがよいかもしれない。しかし、大丈夫であると安心してもらう声かけや、やんわりと事実を伝えることも大切だ
⑬そうなのですね。では、いただきます	⑭ああ、よかった。食べてくださった	⑮では、お食事が終わるころに、また来ますね（また少し時間が経ち、食事の手が止まったところで、再度食事を促した）	

自己評価
これまでは、認知機能が低下しているために、食事メニューや時間を認識しづらく食欲もわかず食事摂取が進まないのだと思っていた。しかし、Cさんが「食事にはお金の支払が必要」と考えて、本人なりの理由があって行動をしていたことが理解できた。またその行動には、これまでのCさんの生活習慣や、礼儀・金銭感覚など大切にしてきたことが反映されていることがわかった。会話をしていると、何度も同じことをいわれることがあるが、それにも理由があるのかもしれないので、これまでのCさんの生活背景やその話に対する本人の思い・認識についても目を向けて情報収集をしていく

指導者からのコメント
認知症の方の妄想への対応は難しく、すべてを否定することにより助長することもあります。今回の対応により患者さんは安心感を得て、食事摂取につなげることができました。また、患者さんの生活習慣や性格を考慮した対応の大切さに目が向けられたのはよい気づきです。BPSDの出現がなく、患者さんの理解できる言葉で語りかけることによって、患者さんの思いを引き出すことができます。患者さんの行動の根拠を理解することで、今後患者さんが同じように不安を感じる機会を減らし、そのことでBPSDの出現を減少させることにつなげることができます。今後もさらに患者さんの思いを引き出せるようなかかわりができるとよいですね。

4 摂食障害

病態生理

❶ 摂食障害とは

厚生労働省の患者調査によると摂食障害患者は約2万4000人と推計され、また精神疾患のなかでも疾患自体が生命の危機に直接影響する病気といえる。国はその対策のため2014年「摂食障害治療センター」事業を開始し、摂食障害全国基幹センターを東京に設置し、その他治療支援センターとして宮城県、千葉県、福岡県、静岡県に摂食障害治療支援センターが設置されている。つまり国をあげて、摂食障害の早期発見、治療を推進しているところである。

一般に「摂食障害」といわれている疾患であるがアメリカ精神医学会の診断基準DSM-5[1]による正式な診断名は「食行動障害及び摂食障害群」の大きな枠組みに入る。そのなかに神経性やせ症、神経性過食症のほか、異食症、反芻症などがある。ここでは、身近でかつかかわる機会が多い前者2つの疾患について述べていく。

摂食障害とは、その言葉どおり食行動の異常という主たる症状が、継続的・長期的に続く病気である。先にも述べたように、神経性やせ症（AN：anorexia nervosa）、神経性過食症（BN：bulimia nervosa）は、それぞれ一般には「拒食症」「過食症」といわれている。通常、人が食事制限をして「ダイエットをしよう」あるいは「ストレスで食べてしまう」というレベルをはるかに超えた食行動の異常をいう。

拒食症の人は、その外見からまわりの人が心配するくらい正常範囲を逸脱して痩せすぎている状態であるにもかかわらず、本人はさらに痩せようと努力する。一方、過食症は人の何倍もの量をがむしゃらに食べ、食べ終わった後に多量の下剤を内服したり、あるいは自ら嘔吐（自己誘発嘔吐）をして太らないようにする場合が多い。

どちらにしても共通していることは「痩せたい」というより「太ることが怖い」という気持ちが強くなっていることであり、また自身の体型や食行動について「問題である」と思えない、あるいは思ってもやめられないことである。

①性差や発症年齢

現状として、患者の多くが女性で、男女比は1：10ともいわれている[1]。確かに女性のほうが目立つ。今までは女性のほうが太っているとか痩せていると体型を気にしたり話題にしがちであったり、ファッションへの興味、恋愛の対処行動がダイエットに影響しがちであると思われていた。

しかし、現代社会においては性別にかかわらずファッションに興味をもったり、スタイルを気にしたり、あるいは女性の社会進出により、男女関係なく受けるストレスや対処行動もさまざまといえ、これからは性差関係なく増えていく可能性がある。先入観をもたずあらゆる可能性を考えて看護を行っていくべきである。

発症年齢は一般には思春期に多いといわれ

ている。思春期には身体的発達が著しく、また自我も揺れ、他人から自分がどのように見られているかが気になる時期である。そのため、外見を気にするということが摂食障害のきっかけになりやすいという意味でも理解できよう。実際に、最初に医療にかかるケースに思春期の女子が多い現状はあるが、今はたとえば妊娠して体重増加を気にしたことをきっかけに、30代で発症する場合もあるため、単に思春期だけの問題とはいえない。

なお、年齢に関係なく治療に対して抵抗を示す場合が多く、たとえば生理が止まってしまった、貧血や低血糖により倒れてしまった、ということで外来治療につながったとしても、その問題が解決されれば根本的な摂食障害の治療はなされないまま外来にも通院しなくなるため、再発も多い。50代過ぎても入院するケースもあり、長期的に付き合う病気といえるかもしれない。

②発症のきっかけ

ストレスの対処行動として拒食、過食となる場合や、太っていることを指摘されたこと、あるいはモデルを見て、自分も痩せたいという単純なきっかけからボディイメージが歪んでいくなど、きっかけは多様である。しかしその背景には、さまざまな精神的問題が隠されていることが多い。やせ願望やストレスの他、まわりの人が自分をどう見ているのかという他者の評価を気にするなかで、自己の内面のもろさから外見で対応しようとする、自尊心の低さや認知のゆがみがある。また本人は気づいていないが、自分をもっと大切にしてほしいというまわりへアピールであり、いいかえれば自分をもっと愛してほしい、見捨てないでほしいという見捨てられ不安や依存的な性格も潜んでいることもある。一般にはまじめで、何でも完璧に行い、他人に弱みをみせない努力家であり、かつ白か黒、善か無か、という二者択一の考え方である人が多い。

❷ 食行動と関連する行動の特徴

たとえば、レストランなどで数人と食事をするときには、自分だけ別のものを注文し、みんなに分けることで自分が食べないですむ、まわりも気づかない、ということがある。また、入院中の摂食障害の患者さんは残した食事やその空き箱などをため込むことが割と多くみられる。これは食べ物に対する執着とも考えられるが、そこには本人なりの強い思いがあるといえる。むげに捨てたり注意したりせず、なぜ捨てられないのかを聴き、そこから患者の深層に迫り、かかわるきっかけとすることが大切である。

①身体的特徴

拒食症の場合は外見上、極度のやせ状態であるため病気や異常が判別しやすいが、過食症で、とくに下剤の乱用や自己誘発による嘔吐がある場合、外見上はとくに気づかれないことが多い。

しかし、どちらも身体的異常はみられる。たとえばホルモンをつくる甲状腺の機能に異常をきたしたり、肝機能が著しく低下し、過食後の嘔吐により血中のカリウムやリンの不足で心不全を起こすこともある。電解質バランスが崩れたり、低血糖や、貧血により倦怠感がひどくなり、立ち眩みがすることがある。カルシウムも不足するので、爪がもろくなったり、骨粗鬆症になり骨折しやすい状態でもある。全身状態の悪化は、脱毛、産毛が濃くなる、生理不順、便秘、栄養失調によるむくみ、過食嘔吐から低血圧、低血糖、腰痛、脱水など、さまざまな状況を生み出す。

また、自傷行為による傷があることも目立つ。自分に自信がもてないことから、ときに手首や上腕部、大腿部をカッターなどで切る自傷行為がある。そして痛みを感じたり血液が出ることで、自分が許される、浄化される、あるいは血液が流れている自分を見ることで、自分の存在を再認識することもある。

とくに過食による摂食障害では、自己誘発嘔吐により、聞き手の第2指付け根や手背に

「吐きだこ」といわれる皮膚の肥厚や傷があることも多い。無理に吐くことによって胃液も出るため歯が溶けて虫歯が多いこともある。

　飢餓状態のために口臭（ケトン臭）があることもまれではない。そのほか、栄養状態が悪く、低体温なこと、リストカット、アームカットをしているためその傷を見せたくない、ということから夏でも長袖を着ていることがある。痩せすぎているため、臥床時は布団にあたって肩甲骨や尾骨あるいは首の骨が痛いこともある。外見上の身体的特徴だけでなく、洋服を腕まくりしたときの身体的な状況や会話のなかでの口臭、服装、また睡眠状態などさまざまなところを観察することが大切である。

②心理的特徴

　前述したように、自分に自信がもてなかったり、自尊感情が低い、つまり自分が価値ある人間と思えない人が多くみられる。たとえば、人からどう見られているのかは、思春期などはとくに気にする年齢であるが、自分は自分であるという思いよりも、人の言動や変化にびくびくしているような心理状態である場合、その代償行動として生じることが多い。

　また、思考や認知について、善か無か、白か黒か、敵か味方かなど二者択一でしかなく、「まあいいか」というあいまいさに耐えられないことが心理的特徴の1つといえる。それはまじめで几帳面な性格だったり、自分の弱さをあまり人に見せない、これはまわりに迷惑をかけないようにしようとする気持ちからともいえる。自分を大切にする前にまわりのことを考えてしまう優しさでもあり、まわりにどうみられるのかという自我の弱さの裏返しでもある。そのため、自分の感情に気づいたり、適切なストレス対処方法を身につけることが必要といえる。

❸ 治療

　治療は、身体管理と薬物療法、精神療法、行動療法が基本といえる。

①身体管理と薬物療法

　摂食障害として医療に直接かかる場合にはすでにかなりの身体的異常が生じていたり、あるいは依存的な問題行動（万引き、その他薬物依存など依存症）によって受診することが多い。身体的異常とは、BMIが17.0kg/m²以下をいう（DSM-5）ことが多いため、極度のやせによる生命維持の危機である。その際はまず命を守るために第一に栄養補給、そして薬物療法となる。

　栄養補給に関しては、本人の拒食が強いため経管栄養（経鼻腔栄養）による高カロリー輸液が行われることが多い。ここで注意すべきはリフィーディング（再摂食）症候群である。長期間栄養状態が悪い患者に、急激に栄養補給を行うとショック状態を起こすこともあるほか、低カリウム血症、心不全などにも注意が必要である。本人が経口摂取できる場合は、経腸総合栄養飲料の服用を勧めたり、管理栄養士と連携を取り、まず本人がどのような食べ物なら摂取できるかをともに考え、栄養補給に努めることが大切である。

　薬物療法に関しては、併発してうつ状態や不安状態がある場合が多いためSSRI（選択的セロトニン再取り込み阻害薬）を含む抗うつ薬や抗不安薬を用いたり、感情的なコントロールができない場合（易怒的、あるいは急に怒りが爆発するような暴言や暴力など）は感情調整薬（抗てんかん薬）を用いる。また十分に休養してもらうため、睡眠導入剤や非定型抗精神病薬なども用いられる。しかしこれらは根本的な治療方法というより、治療を進めるための補助的療法といえる。

②精神療法

　この病気の裏には、自尊感情の低下や自信のなさによる歪んだ対処行動である場合が多くある。そのため、本人自身がそれに気づき、新たな対処行動を身につけ、もののとらえ方を変える（認知の変容）とともに、自分の存在を認め大切に思う自己肯定感を獲得する必

要がある。医師との面談も大切だが、日々患者にかかわる看護師のその時々の対応が患者の心理・行動の変容に大きく影響することを認識しなくてはならない。

③行動療法

本人は気持ちでわかっていても、身体が少しでも太ることに拒否感をもっていることが多い。それは、長期間にわたり歪んだ認識や食行動が身についてしまったからに他ならない。

そのため、身体で「食べる」という行動の再獲得を行うことが多く、入院治療において本人の同意のもと治療上の約束である「治療契約」を結び、食行動と他の自由な時間や本人の希望を交換条件で果たしていく方法も取られる。つまり、内面の、精神的な不安などの支援は重要であるが、まずは身体的に「食事を摂取し、生命を維持できる体力をもつ」ことが大切だからである。身体に食べることを覚えさせ、再学習・再獲得をする行動療法を行うことが多い。たとえば、本人の同意（治療契約）を得て個室に入院してもらい、「1週間で500g体重が増えるまでベッド上安静」「体重が増えたことが確認されたら、病室内自由に動ける」というようにである。体重が増加することを条件に行動範囲が拡大していくような行動療法が行われ、次第に緩やかな治療契約としていくことが多い。

④その他の治療方法

そのほか、以下の治療方法が状況に応じて行われる。

・**認知行動療法**：自分のもののとらえ方を変え、行動を変える療法。ストレス対処行動の幅を広げたり、考え方を広げ、物事はすべて二者択一ではなく、あいまいな部分が大きくそれを認められるような心理的余裕をもつなど対応できるようにしていくことを目的とする。

・**家族療法**：食行動についてだけでなく、家族構成員それぞれの気持ちの表出や家族関係について、専門家を交えて今までの関係性を見直したり　気持ちの交流をはかる方法である。

・**再養育療法**：親と子の関係に注目し、エリクソンの発達課題である基本的信頼の再獲得のため親に抱きしめてもらうというような育て直しにより、信頼関係を作り直し、自分の価値を見いだしてもらう方法である。

・**作業療法**：本人が意図していない、心のなかの言語化できないことや言語化しにくい部分を、絵画、音楽の芸術や園芸などの作業をとおして別のかたちで表出（カタルシス）をはかる方法である。

・**集団療法・心理教育**：患者同士、あるいは同じ病気の患者をもつ家族同士であったりが、病気についての理解や話し合いをとおして、問題解決や気持ちを共有し発散することを目的とした療法である。ただし、患者同士の話し合いでは、お互いに痩せている状況をさらに競争しあうことがあるため、自分の病気についての理解（病識）や客観性がもてる状況化など、集団療法に参加してよい時期なのかの判断が必要となる。

引用文献
1）高橋三郎、大野裕監修：DSM-5 精神疾患の診断・統計マニュアル、p.323～347、医学書院、2014

参考文献
1）AEDレポート2016、第3版（日本語版）、http://www.jsed.org/AEDGuide_JP.pdfより2019.12.30検索

▶ **氏名、性別、年齢、職業**　Dさん、女性、26歳、大学院生

▶ **診断名**　摂食障害

▶ **入院形態**　医療保護入院

▶ **主症状**　拒食　栄養失調状態

▶ **生活史**　T市で出生。両親は子どもがほしかったがなかなかできず、やっと授かった子として大切に育てられる。本人はまじめで勉学に励み、小学校から私立の女子校に進み、現在に至るまで成績優秀であった。親いわく「自慢の娘」である。高校2年生のとき、まわりの友だちから太っていることを指摘され、ダイエットを繰り返す。大学受験に関して、本人は別の大学が希望であったが、親が今後の就職のことも考えて勧めた大学を受験し合格。そのまま大学院に進んだ。

▶ **家族構成**　父親、母親と3人暮らし

▶ **病前性格**　まじめで勤勉。几帳面。あまり人に弱みをはかない

▶ **現病歴**

高校2年生のとき、仲よくしていたグループの友だちの影響でファッションに興味をもった。そのころ身長157.5cm、体重が55kg、グループの1人が「私、Dちゃんほど太っていないから安心」というさりげない言葉から、ダイエットをはじめる。

両親は共働きで、Dさんと朝食や夕食を一緒に食べる機会が少なく、朝食や夕食を食べていないことを数か月間気づかなかった。ただ、お弁当は母親がつくっていたが、「みんなのお弁当箱より自分のものはかなり大きい。小さいものにしてほしい」といい、ご飯は小さいお弁当箱の中で一握りくらいで、あとは油を抜いたおかずであった。かなり痩せていくDさんを気にはしていたが、年頃になるとダイエットをするという、母親の経験からも、とくに心配はしていなかった。

あるとき朝礼で倒れたことをきっかけに病院を受診。低栄養状態であることと、生理が止まっていたこと発覚し、拒食症と診断された。医師は入院を勧めたが、大学受験も近いということで、外来通院さえ継続しなかった。やせた状態は変わらなかったが大学に無事合格、親の思いどおりの学部に進み、2時間かけて通学していた。

勉強が忙しくなるとときどき過食があり、パンを一斤、アイスクリームの大きなパックを一気に食べ、それを注意すると大声を出して怒鳴り、ときには過食を止める母親に暴力をふるうこともあった。また、たくさん食べた後は太ることがおそろしくトイレに行き嘔吐し、吐けないときは指を入れて吐いてすっきりさせていたという。

親も、本人が怒鳴ったり暴れたりするときにはどうしようと思ったが、一時的なものであり医療機関を受診するに至らなかった。その後大学院に入るが、今まで以上に勉強が大変になり、だんだんと部屋に引きこもるようになった。論文が書けず、留年することを両親が知り、痩せすぎていることを親も深刻に受け止めるようになり、母親とともに大学病院の内科を受診した。身体状態がかなり悪く、また精神的にも集中的な治療が必要であると判断され、本人は嫌がったものの精神科病棟に入院することになった。

▶ **入院時の検査データ**　身長157.5cm、体重31.1kg、体温35.4℃、脈拍58回/分、血圧80/－mmHg（拡張期血圧は測定不能）、赤血球298万/μL、ヘモグロビン（Hb）7.8g/dL、ヘマトクリット（Hct）28％、総タンパク（TP）4.8g/dL、アルブミン3.0g/dL、総コレステロール98mg/dL、リン2.6mg/dL

▶ **入院後の経過**

入院時は経管栄養でまず身体的栄養状態を管理することとなった。経鼻栄養に関して本人は拒否はしなかったが、栄養剤を注入する際は「何を入れているの？！」「量はどれくらい？」「何時まで注入するの？」「あなたなん

て言う名前？！」と看護師にときに声を荒げて怒ったように問うため、看護師の間では担当したくない患者という雰囲気であった。

2週間後、体重の増加と栄養状態の最低限の改善がみられたため、経口摂取に切り替え、行動療法が開始された。個室隔離となり1週間臥床安静となった。体重が500g増えていたら、病室内での行動は自由になるなど、体重増加とともに、行動範囲も広がっていくことが約束された。1週間で目標の体重増加がみられ、その後自由行動の範囲が広がり、現在14時から16時の2時間は病棟内自由行動が許可された。しかし、その後、夕方面会に来る母親が残した食事を持ち帰って捨てていたことや、看護師にみつからないよう、ベッドサイドやトイレなどで腹筋や屈伸運動をしていたことが判明した。

また、精神療法を行うなかで、医師に「今までコンビニなどで万引きをしていた。捕まったことがないのでよかったが、ここを退院したらまた万引きしてしまいそう」といっていることがわかった。さらに上腕部に自傷行為（アームカット）の跡があり「万引きした後や、過食後吐いた後にアームカットをして血液が流れるのを見ると、自分が許されている気がした」といっている。

看護師に対しては、「A看護師はいいといったのに、あんたはなぜだめなのよ！意地悪！」とB看護師に声を荒らげ、攻撃的であからさまに無視をする。一方、好みの看護師には親に甘える幼児のような態度がみられ、「優しいのはあなただけ。他の人は意地悪だから何も相談できない」と話をしている。看護師の間では「対応しにくい患者」という雰囲気が流れている。

▶**入院4週間目現在の検査データ**　身長157.5cm、体重33.1kg、体温35.8℃、脈拍数58回/分、血圧88/48mmHg、赤血球300万/μL、ヘモグロビン（Hb）9.0g/dL、ヘマトクリット（Hct）28％、総タンパク（TP）4.8g/dL、アルブミン3.0g/dL、総コレステロール、98mg/dL、リン2.6mg/dL

▶**処方内容**　L-アスパラギン酸カリウム（アスパラカリウム、300mg）2錠×分3、ブロマゼパム（セニラン、2mg）2錠×分3、ラコサミド（ビムパット、50mg）2錠×分2、クエチアピンフマル酸（セロクエル、25mg）×就寝前、頓用（3日間排便がない場合）：ピコスルファート10滴、頓用（食事が全量摂取できないとき）：栄養補助食品（クリミール）1パック内服

▶**治療方針**　身体管理、精神療法、薬物療法

● 視点

①栄養状態の改善

　入院時BMI12.54、また血圧や体温の低さから判断し、かなり栄養状態が不良であったことがわかる。この客観的判断は血液データである。第一に、まず生命を維持するため、高度の栄養補給が必要であった。その後リフィーディング症候群も起きず、現在本人と話し合い、治療契約（本人と病棟生活での約束事）を結び、行動療法が開始されている。行動範囲は2時間であるが病棟内を自由に行動できるため、痩せるというより太ることの恐怖から運動したり、嘔吐、あるいは多量に水分を摂取して自発嘔吐を促す可能性もある。また転倒による骨折の可能性もあるので、定期的な体重測定とともに、血液データをみて栄養状態や電解質バランスなど、身体管理と把握に努める必要がある。

②行動療法

　栄養状態がやや改善し、行動療法が始まっているが、患者にとってはかなりのストレス状態といえる。これは、まだ患者自身が食べる必要性を感じていないなかで、食事を摂取するという行為を身につけるため、本人の気持ちとは関係なく行われる療法だからである。

③服薬状況

　服薬状況からも精神状態が把握できる。たとえば体内のカリウム補給のためL-アスパラギン酸カリウム（アスパラカリウム、300mg）を内服しているが、それ以外に抗うつ薬のブロマゼパム（セニラン）によって、気分の落ち込みを改善、抗てんかん薬ラコサミド（ビムパット）により、感情的になってしまうことをコントロールしようとしている。また、十分な睡眠をとるため、非定型抗精神病薬であるクエチアピンフマル酸（セロクエル）を内服しているため、睡眠状態の確認は重要である。

④医療者との関係

　このようななかで、自分の意見に少しでも同調してくれる看護師を「味方」と感じ、自分の意に反したことと思うことをする看護師を「敵」と思い、それを態度に出すという幼さは、見捨てられ不安からくるものといえる。医療者間で情報を共有し、一貫した態度とともに、看護師自身に逆転移が生じていないか、人間関係論を踏まえ、看護師という専門職としての知的・客観的態度が求められる。

情報収集とアセスメント

項目	情報	アセスメント
現病歴	・17歳のころ、精神科受診し拒食症と診断された。入院を勧められるが本人が拒否し、以降受診もしていない ・大学入学後、過食時に母親に暴力がみられる ・大学院に入学するも論文が書けず留年になる	●拒食症で精神科受診歴があるが、その後外来通院は継続せず、今回も無理に来院した状況である。そのため、退院後は治療中断の可能性がある。 ●過食に転じる際に親、とくに母親に暴力がみられているため、両親や母親との関係がどうなっているのかさらに情報収集しアセスメントする必要がある ●今までこのような状態でありつつ大学院まで入学しているため、真面目であり、本人なりに頑張ってきたということがわかる。病気の説明や対応でも、理論的に説明すると理解が進むかもしれない
身体症状	●入院時 ・身長157.5cm、体重31.1kg、体温35.4℃、脈拍58回/分、血圧80/-mmHg、排便：数回/日（下剤服用） ●入院時から現在の変化 ・体重33.1kg ・赤血球：298万→300万/μL、ヘモグロビン (Hb) 7.8→9.0 g /dL、その他変化なし ・顔色不良（青白い）、やや浮腫がみられる。手指が冷たい ・服装：上はたっぷりしたジャージ、下はぴったりしたスパッツか、ひざ丈のスカートをはいており、細い足が強調されている	●BMIは入院時12.54から13.34になった。しかし、いまだ極度に痩せている状態である ●血液データの栄養状態も改善しておらず、貧血による転倒・骨折の危険性がある。また手指に冷感があるなど、循環状態はよくない
精神症状	●入院前 ・過食嘔吐や万引きをしたときはアームカットをして、自分を浄化し、ゆるしていたという ●入院後 ・禁止されている屈伸運動や腹筋運動をしている ・いやな看護師が自分の意にそぐわないことを言ったりしたりすると声を荒げたり、あからさまに無視する一方、好みの看護師には、密着してくる	●自尊感情の低さと見捨てられ不安により、人とのかかわりの心理的距離の取り方が極端である ●自分を傷つけず、自分の価値と存在を認め、自分の素直な気持ちの言語化を進める必要がある
日常生活行動	・生命の維持に必要な摂食行動はできず、1時間かけて摂取している。また、残したものを母親に持って帰ってもらう一方で、ふりかけやゼリーなどを残してロッカーに入れていることがある ・現在の行動範囲は1日2時間のみ、個室から病棟に出られる ・入浴：家では毎日2時間入っていた。現在、入浴は30分以内と約束している。 ・時々トイレが長く嘔吐している様子もあるが、本人は「吐いていない」と言っている	●残した食べ物がロッカーに入っているときはなぜ残して持っているのかをよく聞くことが必要である。むげに捨てず、本人が、自分でも理解できない行動の理由を言語化できるようにかかわる。 ●一方、母親を含め両親にはDさんがなぜ入院しているのか、治療方針を含めもう少し理解してもらうように説明する時間を設ける必要がある ●入院前、毎日2時間入浴をしていたが、これは清潔のためというより「やせるため」であり本来の清潔行動が行えているのかは確認する必要がある

項目	情報	アセスメント
対人関係	・現在大学院生ではあるものの、友人の面会は1度もない ・医師には今まで万引きをした、あるいは自傷行為をしているという今まで誰にも言わなかった秘密を明かしている ・一方で、看護師に対しては、人によって対応を変え、まったく声掛けに無視するような態度や、ほかの看護師の前で別の看護師に依存している言動がみられる ・他の患者との積極的交流はないが、順番を守れないことがあり、そのときは「私は2時間しか自由に病棟を動けないのだから」と優先してほしいことを、声を荒げながら主張してくる	●小学校から一貫の女子校で、現在は大学院生であるが一度も友人の面会がないことから、深い友人関係を結べてこなかったのではないか ●また、医師に対しては「秘密」と言いながら自分の弱い部分が言えるようになっているが、看護師に対しては看護師間の雰囲気を悪くするような対応をしている。これは本人が意図しているのではなく、幼児性のある対応といえ見捨てられ不安からくるものではないかとも思える。自分の不安な気持ちを言語化できるような対応とともに、医療者間では情報を共有し、一貫した態度と同じ方向を向いてDさんのケアに当たっていく必要がある
対処行動	・食べ物を捨てたり、ためたりする様子はあるが、医療者にみつからないように行っている ・屈伸運動や腹筋運動をしている様子があるが、医療者の前ではすぐやめて、隠そうとしている	●食べること、また運動しないこと、という治療契約を守れないことはよくないが、それを隠そうとする行為は、「悪いことである」という認識はある。今後治療の必要性を理解し、主体的に治療が行えるようにかかわっていく
健康的な面	・入院後一度も「退院したい」とか治療に対してあからさまに拒否することはない ・母親の面会に対して静かに対応し、帰るときには病棟の入り口まで見送っている	●治療契約は守れていないものの、無理に退院を迫ってきたりせず、また母親を見送る姿から、入院を勧めた親に感謝している様子がある ●現在治療の必要性の理解は乏しいものの、入院の必要性は理解し、本人なりに努力をしている
家族との関係	●入院前 ・大学入学に関し、本人の意思より親の意見に従って受験し、合格している。その後大学院にも入っている ・過食に転じたときには母親に暴力や暴言を吐いていた ●入院後 ・医療者に対して、母親や父親の話をすることはないが、入院前に万引きをしていたことや自傷行為をしていることを親には言わないでほしい、といっている ・母親が仕事帰りに面会に来るが、「おなかが張ってつらいのに病院では何もしてくれない」と本人の希望から下剤を渡していたことが判明 ・Dさんいわく「父親は無口で、母親はしっかり者。両親はあまり仲がよくない」と言っている	●親、とくに母親に暴力をふるうことはあるが親の言うことを聞く、いい子でいようとする気持ちは強かったのではないか ●万引きや自傷行為については悪いことという認識はあり、それを親が知ることで怒られる、と感じているのか悲しむ、と感じているのかは、もう少し情報を収集する必要がある ●母親を含め、親が今回の入院や病気についてどのように理解しているのかを確認する必要がある。必要時心理教育を行う
成長発達	・26歳。大学院生。留年することが確実な状況	●今まで学業の中断や休学をすることなく生活しており、今回大学院の留年はDさんにとって挫折感が大きいのではないか ●人間関係の構築やかかわり方について未熟な部分がある
病気や治療に対する認識	●入院前 ・17歳のときに極度の貧血により病院を受診。精神科に入院を勧められているが入院せず、その後外来にも受診していない。今回大学院を留年することが発覚し、親に連れてこられているが、拒否するでもなく入院に至る ●入院後 ・行動療法について、治療契約を結んでいるものの、実際には守れていない。看護師間の連携を脅かすような操作的な言動がみられる。	●入院の必要性は理解しているようだが、治療意欲はみられない。現象ではなく根本的な問題を解決する必要があり、今後母子分離を含む親からの自立が必要である ●そのために自分の感情をコントロールをしたり、ストレス対処行動の再獲得、再発防止に向けてかかわるとともに、退院後の社会資源についても情報提供をしていく必要がある

全体関連図

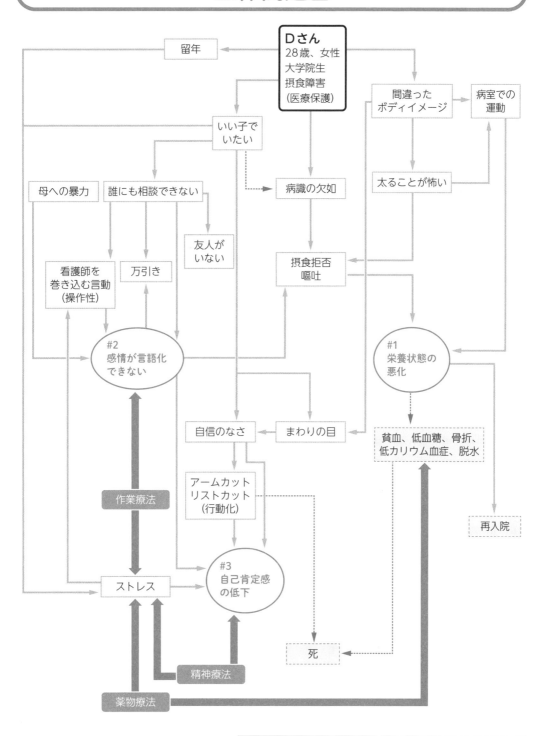

Dさん
28歳、女性
大学院生
摂食障害
（医療保護）

留年

間違った
ボディイメージ

病室での
運動

いい子で
いたい

病識の欠如

太ることが怖い

母への暴力

誰にも相談できない

友人が
いない

看護師を
巻き込む言動
（操作性）

万引き

摂食拒否
嘔吐

#2
感情が言語化
できない

#1
栄養状態の
悪化

自信のなさ

まわりの目

貧血、低血糖、骨折、
低カリウム血症、脱水

作業療法

アームカット
リストカット
（行動化）

再入院

#3
自己肯定感
の低下

ストレス

死

精神療法

薬物療法

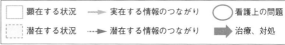

□ 顕在する状況	→ 実在する情報のつながり	○ 看護上の問題
⬚ 潜在する状況	⇢ 潜在する情報のつながり	➡ 治療、対処

全体関連図の解説と看護の視点

Dさんの看護問題

\# 1　栄養状態の悪化
\# 2　感情が言語化できない
\# 3　自己肯定感の低下

　Dさんは高校生のときの友人の何気ない言葉から摂食障害を発症した。貧血で倒れたことで医療機関につながり、そこで拒食症と診断されていたものの、治療継続には至っていない。その後も長期にわたって摂食行動に異常がみられているが、同居する両親も医療機関を受診させるには至っていなかった。

　今回大学院に入学したものの留年する事態となって初めて両親が問題視するに至った。しかしそれは身体的な問題からではないかと内科を受診し、そこからの紹介で精神科の受診につながった。入院時は身長157.5cm、体重31.1kg、BMI12.54であり、異常な低体重といえる。さらに、体温35.4℃、脈拍数58回／分、血圧80／－mmHgで、拡張期血圧は測定不能だった。現在のBMIは13.34、血液データに関しては、赤血球、ヘモグロビンは改善してきているもののヘマトクリット（Hct）28％、総タンパク4.8g/dL、アルブミン3.0g/dL、総コレステロール98mg/dL、リン2.6mg/dL、生理停止と、身体状態は悪い。そのためまず「♯1　**栄養状態の悪化**」をあげた。

　今まで親の話すとおりのよい子で学業は優秀で来たものの、自宅では過食、嘔吐に関し母親に暴力や暴言がみられていた。入院後も看護師に対して感情的に声を荒げたり、一方、非常に密着するような対人関係で、自己の感情コントロールと見捨てられ不安がみられる。医師にのみ明かしたことであるが、入院前は経済的に問題がないにもかかわらず万引きしており、本人はなぜするのかわからないと話している。また、入院後面会は両親のみであり、友人関係も構築できなかったのではと予測される。また、今回は留年という人生初めての挫折感を味わっている可能性もある。これらのことから自分の不安なことや嫌なことは冷静な言葉で表出することが必要であるため、「♯2　**感情が言語化できない**」を問題点にあげた。

　医師との面談で、アームカットなどの自傷行為をするという行動化があったことがわかった。また病棟では、看護師を敵・味方のように二者択一で考える認知の歪みや、操作性もみられている。さらに医療者のいないところで運動しているなど、治療契約を守って積極的に治療に参加している状況ではない。この背景には、自分に対する自信のなさ、自分自身を認めることができないもろさがあるため「♯3　**自己肯定感の低下**」を問題点にあげた。

看護計画

#1 栄養状態の悪化

現在の状況としてBMIは13.34であり、いまだに低体重の状態である。また、赤血球、ヘモグロビン、ヘマトクリットのデータでも貧血がみられる。それにもかかわらず、Dさんは食事は1時間かけても食べきれず、残すこともあったり、拒否したり、トイレも長く嘔吐をしている可能性もある。また医療者の見ていないところで屈伸運動や腹筋を行うなど、自身の身体的状態よりも、体重増加に対して強く気にしている。貧血による転倒や骨折など事故防止のためにも、また食べることにより生命を維持することが、いちばん大切なことである。

そのため、食事摂取後の状況を把握しつつ、確実な栄養摂取につなげる必要がある。たとえば食後すぐに多量の飲水で自己嘔吐を促したり、実際にトイレで嘔吐をしたり、ということがないよう、食後にしばらく声をかけて少し安静を保つような援助である。また、客観的データとしては血液データ、体重の測定、身体的な腸蠕動の様子を聴取するなど、あらゆる方面からアセスメントすることが必要である。ただし、監視されている、という思いをせず、自然なかかわりのなかでDさんの食事摂取を支援していくことを忘れてはならない。

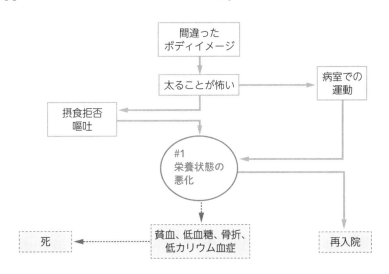

看護計画	根拠・理由
OP（観察項目） ①食事の摂取状況、摂取量、食後の安静度（食後の行動：トイレに行ったり、動いたりしていないか） ②嘔吐の有無・飲水量の確認 ③全身状態（顔色、冷感がないか、腹部の状況）や歩行状態（ふらつきなど） ④排泄状況（トイレの回数、排便、排尿、使用時間） ⑤体重、BMI、血液データ	❶❷よく噛んで飲み込んでいるかなどの摂取時の状況や、摂取後の行動は消化やAさんの摂取意欲に関係する ❸❹3日間排泄がないと下剤が頓用薬として処方されているが、今まで痩せるために下剤を使用していたため、腸蠕動や、腹部の状態を確認し、必要性は客観的にみる必要がある
TP（直接的ケア） ①食事につきそう。単に観察するだけでなく、本人に声をかけながら楽しめるようにする ②食後10分はその場で本人と話し、トイレなどに行かず、嘔吐する機会を除去する ③全量摂取できなかったときは、クリミール服用を促す ④本人から特別な要望が出た場合は、その場で回答せず、治療の約束事を電子カルテで確認する。スタッフ間で対応を統一し、Dさんが混乱しないようにする ⑤1回/日、体重測定をする。測定前にトイレに行ってもらい、服装や、重みのあるものを持参していないか確認する	❶監視されているように感じないよう食事のときには声をかけ、自然な環境で食事ができるように心がける ❹どのスタッフが対応しても同じような方向でケアすることで、本人も治療に対して混乱しない ❺1日1回の体重の増減は、治療契約にかかわっていくため、正しい測定が必要である
EP（指導計画） ①全量摂取できたことはほめる ②病室・病棟で運動をしているなど約束事を守れないときは、その場で淡々とどうして運動したのか理由を聞き、必要時は注意をする ③食が進まないときは管理栄養士とともに食べられるものを探索する	❶本人の日々の努力を認めることで、少しでも治療意欲につなげる ❸単に摂取することがだけが重要ではなく、本人の意欲、また知識で理解することも必要である

#2 感情が言語化できない

　Dさんはやっと授かった子として両親から大切に育てられてきた。一方、Dさん自身は両親があまり仲がよくないと感じているように、父、母、Dさんは愛情で強く結ばれているというより、やや不安定な関係のなかで育ったと想像できる。そのなかで両親の期待に沿うよう、それは見捨てられたくないという見捨てられ不安の裏返しのなかで、よい子に思われたいと努力してきたことが理解できる。いつの間にか、自分の言動が他人にどう見られているのかと萎縮し、友人ができないなかで、万引き、アームカット・リストカットなどの行動化や自分の過食を止める母親への暴力にもつながっている。

　そのため、自分の行動の理由、つまりなぜ万引きなどの行動化を起こすのか、なぜ母親に暴力をふるうのか、そこに至る自分の感情を言語化することにより、人に対する適切な対応方法も身につけることにつながる。看護師をはじめ、他の患者とのやり取りの言動や表情を観察するとともに、治療契約が守れているかを客観的に観察し、もし他者に対する対応で不適切な言動があったり、あるいは規則を守れなかったときにはDさんに落ち着いた態度で問い直すことで言語化を促したり、また本人が「感情記録ノート」で自分の感情の高ぶりや落ち込みを客観的に振り返ることを促すことが、有効である。さらに、Dさんとかかわる時間を少しでも定期的にとることで、「見捨てられる不安」から「見守られている安心感」につながるといえる。

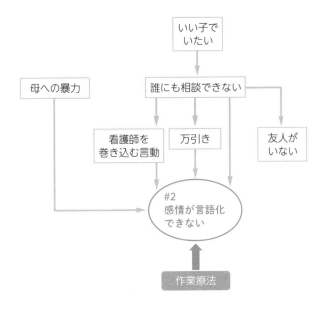

看護目標	人に対して感情的に声を荒げたり、暴言を吐かず自分の感情が言語化できる

看護計画	根拠・理由
OP（観察項目） ① 看護師とのやり取り ② 作業療法中や病棟内での他の患者との関係性 ③ 病棟の規則を守れているか ④ イライラしていないか（表情・言動）	❶～❹ 体重の増加と自分の行動範囲の拡大という行動療法を行うなかで、自分の意にそぐわないことも多いと思う。看護師とのやり取りや、また作業療法や病棟内での他の患者とのかかわりのなかで、行動療法のイライラした感情をぶつけず、言葉で表現し、どこからくる感情なのかを理解し自己の感情をコントロールする必要がある
TP（直接的ケア） ① 感情記録ノートを渡し、1日1回は自分の気持ちを振り返ってもらうとともに、感情が高ぶったり、落ち込んだりしたときにも記載してもらう ② 本人の意にそぐわないとき大声で声を荒げるなどがみられたら、落ち着いたころにそのときの状況を振り返ってもらう ③ Dさんが話せる範囲で、退院後の希望や不安を聞く。その際は傾聴を心掛け、対応方法など積極的な指示はしない ④ 昼食後に必ず、前日の感情記録ノートをみせてもらう時間を10分以上とる	❶～❸ 自分の感情を振り返り、自分の言葉で説明するための練習でもあり、客観的に理解するため。また退院後について話題にすることで、予期不安を明確にし、不安への対応を行う ❹ Dさんと話す時間を毎日必ずもつことで、見守られているという感覚を得ることにつながる
EP（指導計画） ① 気づいたこと（記録してあることや、相手に感情をぶつけなかったことなど）に関して肯定的に評価する	❶ 自分の変化を自分で知ることは難しいが、他者から肯定的評価をもらうことで、自尊感情の獲得につながる

#3 自己肯定感の低下

　自己肯定感とはあるがままの自分を認め、尊重し自分の存在を肯定することである。摂食障害の患者は長期間入院することはないものの、自分の病気について自ら意識をして積極的に参加しないかぎり、何かをきっかけに再発しやすい病気といってもよい。そのなかには、さまざまなストレスなど環境要因とともに、自己肯定感の低下がかかわっている。

　そのため、体重を増やすために医療者の見ていないところで運動しない、などさまざまな治療契約を破ってしまったとしても、自分が否定されることなく、再び自ら治療していこうと思えるようになることが大切である。

　Dさんの背景から、なぜ治療契約が結ばれているのかを理論的に伝え、知的に理解し、治療への積極的参加を促すとともに、約束を守れなかったときも否定するのではなく、「なぜ守らなかったのだろう」とDさんが自分自身に問いかけられるように対応すること、そしてできているときには、何ができているのかを具体的に伝えることで、Dさんが自分を主語にして「自分が守ることができた」という自己肯定感を強化すること、さらにさまざまな事象のとらえ方・考え方を、否定的なものから、できていることに着目できるよう肯定的にとらえられるよう、認知の歪みによる行動の改善につながる。

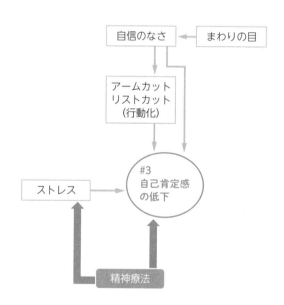

看護目標	入院生活での治療に積極的に参加する中で自己肯定感がもてる

看護計画	根拠・理由
OP（観察項目） ・以下の約束事が守れているか観察する ①入浴時間（30分/回） ②食事は各回1時間で全量摂取 ③病棟の自由時間は、1日2時間 ④運動をせず（自室・トイレ・浴室など）、500g/週、体重が増える ⑤作業療法やSSTに参加する ⑥食事の残り物はそのまま下膳し、ベッド周囲にためておかない	❶〜❻約束事を、正しく理解しているのか、努力してもできなかったのか、別の理由があるのか、など、まず本人の約束事の理解、意図、気持ちをていねいに聞くことで、管理・監視されているという気持ちではなく、ともに治療に臨んでいるという意識をもってもらう ❸「体重が増えることに恐怖を感じる」という患者も多い。体重が増えることで何がいけないと思うのかをていねいに聞くことで歪んだ自己肯定感に気づくことができる
TP（直接的ケア） ①約束事が守れていないときには、なぜできなかったのか本人の意図や気持ちを聞く ②約束事が守れている場合は、必ず何が守れているのかを伝え、ほめる ③夕食を下膳する際、1日のうちでDさん自身が自分で評価できる言動、行動を看護師に伝えてもらう時間をとる	❶約束事と病気の治療のつながりが理解できていない場合があるので、Dさんと医療者が共通理解のもと退院に向かっていけるようにする ❷できていることを伝えることで、本人にも自分の成長や、できるという実感をもってもらう ❸自分のよい面に着目できるように認知を変える練習を行うことで、自己肯定感の強化につながる
EP（指導計画） ①なぜ約束事が決められているのかていねいに説明する ②新たな希望が出てきたときにはその場で許可をせず、電子カルテで治療方針・看護方針の確認をして回答する	❶〜❷治療に対してDさんが混乱しないように対応していく必要がある

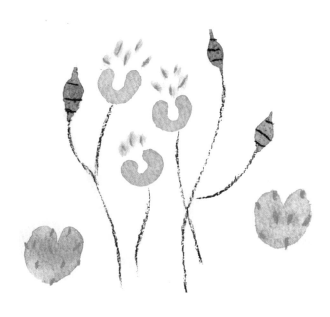

ケアの実際と評価

行動療法が始まったころはふらつきながらも運動しようとしたり、食事もなかなか摂取できないなど、Dさんが治療上の約束事（治療契約）を守れないことがあったが、現在は少しづつ、確実に体重も増加してきている。

当初、Dさんは「A看護師はいいといったのに、あんたはなぜダメなのよ！意地悪！」とB看護師に声を荒げたり、好みの看護師には「優しいのはあなただけ」と甘える態度がみられ、看護師間では「対応しにくい患者」という雰囲気があった。また「治療意欲のないDさんを早く退院させてほしい」という看護師らと「もっと気長にみてあげられないのか」という医師との間もぎくしゃくしていた。

●カンファレンスにより共有できたこと

そこで医師をはじめ、管理栄養士や薬剤師、作業療法士ら医療スタッフ全員によるカンファレンスをもつことで、それぞれの職種が把握していたDさんの全体像を共有することができた。Dさんは、両親が仕事で忙しく、小学校時代いじめられていたことを誰にも相談できなかったこと。そんななか、いつも夜中にDさんのことで両親が喧嘩をしているのをみて「何があっても我慢して両親に心配をかけないようにしよう」と思って頑張ってきたこと。大学もDさんが希望したところではなかったが、両親が喜ぶと思って受験し、親しい友人もいないなかで1人で努力し大学院にも入学したこと。そして今回留年が決まり初めての挫折であったことなどである。また、そのようななかでDさんは過食・嘔吐をしては母親に止められ、暴言・暴力をし、必ず否定される行為である万引きをしては、自傷行為で自分に罰を与えることで謝り許されると考えていたという、歪んだ認知も理解した。そしてDさんなりの努力と、つらさをスタッフ全員で共有することができた。

●看護師の説明や対応の意思統一

看護師の言動に対する発言に対し、各々の看護師が状況を説明すると、Dさんの受け取り方の違いであり、スタッフのなかで治療やケアの方向性は同じであったことが確認された。そして、Dさんのスタッフを巻き込み混乱させるような操作性のある言動は「自分を認めてほしい、自分を見守ってほしい」という気持ちの裏返しだったのではないか、ととらえ直すことができた。

また、Dさんと看護師とのやり取りをていねいに記録に残していなかったという反省点がみつかり、改善することになった。そのことで、Dさんから「看護師によって対応が違う」と言われときには「A看護師が言ったことと私が言っていることは同じですよ」というように、意思統一ができた冷静な説明ができるようになり、その後、Dさんも混乱することがなくなった。

●感情記録ノートの活用

Dさんには、「感情記録ノート」を持ち歩いてもらい、感情の昂りに合わせて、その場で書けるように本人自身に工夫してもらった。翌日のお昼にそのノートを看護師が内容をみせてもらうようになってからは、「声を荒げる前に気持ちを書く」という習慣ができてきた。これにより他の患者とのトラブルがなくなった。さらにDさんは、毎日昼食後の看護師との話の時間や、夕食後に自分のよかった点について看護師から声をかけられることを楽しみにするようになり、「自分の気持ちや自分自身について知ることができた。これからは、まあいいか、って思える心の余裕をもちたい」と話すようになった。

プロセスレコード

日時：2020年　　月　　日　9時頃
場面：昼食を配膳された場面

この場面を選択した理由：実習2日目の朝。申し送りを聞いた後、受け持ち患者Dさんの個室に訪室した

D氏の言動	患者／メンバーの言動から感じたこと・思ったこと	私の言動	考察
	①今日は実習2日目だからDさんとの関係づくりの肝心なところだわ		
②(ベッドのそばで屈伸運動をしていたが、私に気づいて)あら、学生さん。○○さんでしたよね。今日もよろしくお願いします(ゆっくりした口調で話してくる)	③え！私の名前、覚えてくれているんだ。今までの実習でも「学生さん」とは言われるけど、名前を呼んでくれたのは初めて。うれしい。でも、病棟からやらないように注意されている屈伸運動をしていた。注意しなくちゃ	④あっ、おはようございます。今日もよろしくお願いします。今、何をしていらしたんですか？	このときはゆっくりした口調、ととらえていたが、よく考えればだるそうな口調だった。それを伝えてみるとよかったのかもしれない。
⑤「○○さんも私に意地悪するんだ……。みんな食べろ、食べろっていうけど、本当に食べられないの。だから、少しでもおなかすかせようとして身体を動かしていたの……」	⑥ここで否定したら、なんか拒否されてしまうかもしれない。こういうときには気持ちに寄り添わないと	⑦そうですか……。身体を動かさないとお腹が空きませんよね	自分がDさんとよい関係を築こうと思うばかりに、冷静にDが行っていることについて、看護判断をした言葉を発することができていなかったように思う
⑧わかってくれるのね。やはり○○さんは優しいわね。ここの看護師さんたちは意地悪で、何でも注意するのよ	⑨なんかDさんとの関係が近くなった感じがしうれしい	⑩いろいろ注意されたらいやになっちゃいますよね。私も毎日先生とかに注意されて嫌になっちゃう。Dさんの気持ち、よくわかります！	患者さんに寄り添った声かけはよかったと思うが、その後、Dさんが行っていたことについて少しでも触れたらよかった
⑪(笑顔で)そうなの。よかった、○○さんにはわかってもらえて。○○さんは私が身体を動かしていることを認めてくれるのね。ありがとう		⑫「何か嫌なことがあったら、何でも相談してくださいね	

自己評価
私としてはDさんの屈伸運動を容認したつもりはなかったが、ただ、Dさんは「食べる」という行為に関し、自分の気持ちと医療者の方針との間で葛藤している最中で、どんな言葉も自分の都合のよいようにとってしまう状況にあるのではないかと思った。そのなかで、私自身もDさんと「よい関係をつくりたい、好かれたい」という思いもあって、Dさんの気持ちに共感をした言葉を発しただけのかかわりになっていた。これは共感ではなく、同情であったように思う。そのため、誤解が生じてしまったのではないかと振り返る。今Dさんが何をすべきなのかを伝えられるような冷静さをもって、今後かかわっていきたい

指導者からのコメント
自己評価にもあるように、患者さんとよい関係をつくらなくては、と一生懸命になっている様子がよくわかります。学生として当然の気持ちですよね。自己評価にもあるように、専門職である看護師という立場から考えたとき、患者さんに対しては、共感する言葉だけを発するということは、共感したことにはなりません。気持ちに寄り添うなかでも「まわりが意地悪」といってるDさんの認識を、もう少し冷静にとらえられるようにかかわることも大切ですね。看護者と患者さんとの関係は、ときとして友人であり、親子という役割を担うことはあるでしょう。しかし実際に患者さんと一生付き合っていくことは難しいですよね。そのためには、Dさんが『自律』できるようにかかわることが大切です。今回このプロセスレコードに起こしたことを、次のかかわりに活かしていきましょう

5 アルコール依存症

病態生理

アルコール依存症は、病気なのだろうか？本人がお酒が好きで飲んでいるだけなのだろうか？ 一般の人はアルコール依存症を病気とは考えておらず、「気持ちの問題」「性格の問題」「意思の問題」と考えがちである。

❶ アルコール依存症とは

アルコールは精神安定剤の働きがあり、お酒を飲むと、嫌な気持ちが和らぐ。毎日のように飲酒していると、いつの間にか、アルコールによる「安定した状態」に気持ちも身体も慣れていく。そして、以前と同じ量では十分な効果が得られなくなる性質がある（耐性）ため、いつの間にか飲酒量が増えてくる。

飲酒量が増えることでいろいろな問題が起こるが、「止めよう」「減らそう」とすると、「安定した状態」が「不安定な状態」になるために飲酒が止められない。

自分の意思で飲酒を止められない、それがコントロール喪失であり、アルコール依存症である。この「コントロール喪失飲酒」は、健康、仕事、家族、信用など、お酒よりもっと大切なことがあるにもかかわらず、飲酒を優先させてしまう。そして、一旦止めることができても、油断するといつの間にか元の飲み方に戻ってしまう（図1）。

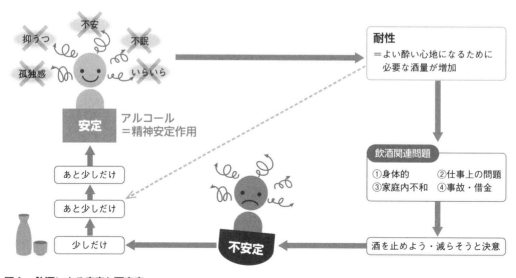

図1　飲酒による安定と不安定

② アルコール依存症の特徴

コントロールが喪失しているため、「ほどほどの飲酒」「お酒と上手に付き合うこと」ができなくなっている。アルコールを止めること（断酒）は一般の人が考えるよりずっと難しい。断酒を始めても、油断して「少しくらいいいだろう」「今日だけはいいだろう」と考えて、少量の飲酒から始まり、コントロール喪失のためにいつの間にか元の飲酒量に戻ってしまう。

①身体的・精神的問題

大量飲酒により、肝臓をはじめとする消化器、神経、筋肉、循環器など全身のさまざまな臓器の障害を引き起こす可能性がある。また、うつ病や不眠症を代表とする精神障害が併発する（**図2**）。

②社会的問題

多くの患者が事故、家庭内暴力、虐待、家庭崩壊、職場における欠勤、失職、借金、自殺などの家族的・社会的問題を引き起こす。最近問題になっている常習飲酒運転者は、多量飲酒かアルコール依存である可能性が高いと考えられる。

このように、アルコール依存症は、身体や心の健康や仕事、家族を失っていく病気ともいえる（**表1**）。

表1　アルコール依存症は失っていく病気

身体の健康を失っていく病気	肝臓、膵臓、循環器、脳、さまざまな癌、など
心の健康を失っていく病気	うつ病、神経症など（仕事や信用を失うことで、心の安定も失われる）
仕事を失っていく病気	酒臭、遅刻、欠勤、作業能力の低下、納期守れない、信用低下、など
家族を失っていく病気	けんか、約束忘れ、信用低下、離婚、離散、など

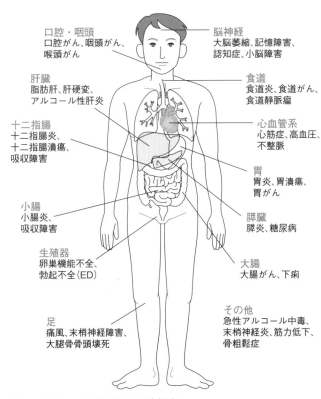

図2　アルコール依存症による合併症

口腔・咽頭
口腔がん、咽頭がん、喉頭がん

脳神経
大脳萎縮、記憶障害、認知症、小脳障害

肝臓
脂肪肝、肝硬変、アルコール性肝炎

食道
食道炎、食道がん、食道静脈瘤

十二指腸
十二指腸炎、十二指腸潰瘍、吸収障害

心血管系
心筋症、高血圧、不整脈

胃
胃炎、胃潰瘍、胃がん

小腸
小腸炎、吸収障害

膵臓
膵炎、糖尿病

生殖器
卵巣機能不全、勃起不全（ED）

大腸
大腸がん、下痢

足
痛風、末梢神経障害、大腿骨骨頭壊死

その他
急性アルコール中毒、末梢神経炎、筋力低下、骨粗鬆症

（アルコール依存症治療ナビ.jp：お酒の飲み過ぎが原因となる身体の病気、http://alcoholic-navi.jp/understand/condition/disability/ より改変）

❸ アルコール依存症の診断

DSM-5では「アルコール使用障害*」とよび、1年間に診断基準の2つ以上が当てはまる場合に、アルコール使用障害と診断される（表2、2～3：軽度、4～5：中等度、6

つ以上：重度）。

また、ICD-10では、1年間に診断基準の3つ以上が当てはまる場合に、アルコール依存症と診断される（表3）。

❹ 離脱期の症状と治療

飲酒の中止が必要だが、振戦せん妄など重篤な離脱症状が出現することがあるため、断酒の意思があっても、治療は精神科病棟に入院して行われることが多い。

断酒開始後、時間の経過とともに次の症状がみられる。

①早期離脱症候群
（断酒後7時間から48時間）

不快感（いらいら感、不安、抑うつ気分、易刺激性）・悪心・食思不振・悪寒・戦慄・発汗・心悸亢進・頻脈・不整脈・体温変化・

高血圧・不眠・頭痛など。振戦・幻覚・けいれん発作が起こることもある。

②後期離脱症候群
（72時間から96時間）

前駆症状（不穏、過敏、不眠、著しい発汗、振戦）がまず生じ、次いで粗大な振戦・精神運動興奮・幻覚（幻視、幻聴、錯視）・意識変容・意識障害・自律神経機能亢進が起こり、せん妄に移行する。

また、アルコール離脱の重症度分類〔The Clinical Institute Withdrawal Assessment

---

表2　アルコール使用障害の診断基準（DSM-5）

臨床的に重大な障害や苦痛を引き起こすアルコール使用の不適応的な様式で、以下の2つ以上が、同じ12か月の期間内のどこかで起こることによって示される

1	アルコールをはじめのつもりよりも大量に、またはより長い期間、しばしば使用する
2	アルコールを中止、または制限しようとする持続的な欲求または努力の不成功のあること
3	アルコールを得るために必要な活動、アルコール使用、または、その作用からの回復などに費やされる時間の大きいこと
4	アルコールの使用に対する渇望・強い欲求または衝動
5	アルコールの反復的な使用の結果、仕事・学校または家庭の重大な役割義務を果たすことができなくなった。
6	持続的あるいは反復的な、社会的なまたは対人関係の問題がアルコールの影響により引き起こされたり悪化したりしているにもかかわらずアルコール使用が持続
7	アルコールの使用のために重要な社会的、職業的または娯楽的活動を放棄、または減少させていること
8	身体的危険のある状況でアルコールを反復使用する
9	精神的または身体的問題が、アルコールによって持続的または反復的に起こり、悪化しているらしいことを知っているにもかかわらず、アルコール使用を続けること
10	耐性、以下のいずれかによって定義されるもの a）酩酊または希望の効果を得るために、著しく増大した量のアルコールが必要 b）同じ量のアルコールの持続使用で効果が著しく減弱
11	離脱、以下のいずれかによって定義されるもの a）アルコールに特徴的な離脱症候群がある b）離脱症状を軽減したり回避したりするために、アルコール（またはベンゾジアゼピン等の密接に関連した物質）を摂取する

表3　ICD-10によるアルコール依存症の診断基準

アルコール依存症の確定診断は、通常過去1年間のある期間、次の項目のうち3つ以上が経験されるか出現した場合に下される

1	飲酒したいという強い欲望あるいは強迫感
2	飲酒の開始、終了、あるいは飲酒量に関して、自らの行動を統制することが困難
3	飲酒を中止もしくは減量した時の生理学的離脱状態。アルコールに特徴的な離脱症候群の出現や、離脱症状を軽減するかさける意図でアルコール（あるいは近縁の物質）を使用することが証拠となる
4	はじめはより少量で得られたアルコールの効果を得るために、飲酒量を増やさなければならないような耐性の証拠
5	飲酒のために、それにかわる楽しみ興味を次第に無視するようになり、アルコールを摂取せざるをえない時間や、その効果からの回復に要する時間が延長する
6	明らかに有害な結果が起きているにもかかわらず、依然として、飲酒する。たとえば、過度の飲酒による肝臓障害、ある期間物質を大量使用した結果としての抑うつ気分状態、アルコールに関連した認知機能の障害などの害。使用者がその害の性質と大きさに気づいていることを（予測にしろ）確定するよう努力しなければならない

表4　アルコール離脱の重症度分類（CIWA-Ar）

	嘔吐	振戦	発汗	不安	焦燥感
0	なし	なし	なし	なし	なし
1	嘔吐を伴わない軽度の嘔気	軽度振戦：視診で観察できないが、触れるとわかる	わずかに発汗が確認できるか、手掌が湿っている	軽い不安を感じている	行動量は普段よりやや増加している
4	むかつきを伴った間欠的嘔気	中等度振戦：上肢進展で確認できる	前額部に明らかな滴状発汗	中等度不安、または警戒しており不安とわかる	そわそわしている
7	持続的嘔気、頻繁なむかつき、嘔吐	高度振戦：上肢を進展しなくても確認できる	全身の大量発汗	パニック状態と同程度の不安状態	うろうろ歩いたり、のたうち回っている

	触覚障害	聴覚障害	視覚障害	頭痛	見当識障害
0	なし	なし	なし	なし	なし
1	瘙痒感、灼熱感、無感覚のいずれかが軽度にある	物音が耳障りか、物音に驚くことがある程度	光に対し軽度に過敏	ごく軽度	日付、場所、人を連続して言うことができないか
2	上記症状が中等度	上記症状が中等度	中等度に過敏	軽度	日付の2日以内の間違い
3	上記症状が高度	上記症状が高度	高度に過敏	中等度	日付の2日以上の間違い
4	軽度の体感幻覚（虫這い様感覚）	軽度の幻聴	軽度の幻視	やや高度	場所か人に対する失見当識がある
5	中等度の体感幻覚	中等度の幻聴	中等度の幻視	高度	ー
6	高度の体感幻覚	高度の幻聴	高度の幻視	非常に高度	ー
7	持続性の体感幻覚	持続性幻聴	持続性幻視	極めて高度	ー

（http://kensyui.com/category6/category17/ より改変）

for Alcohol Scale（revised）：CIWA-Ar〕を用い、離脱症状を評価することは、治療方針の決定に有効である。4〜8時間おきに、嘔吐や振戦、発汗の有無、聴覚・視覚・触覚などの問診項目を用いて評価する（**表4**、0〜9点＝軽度、10〜15点＝中等度、16点以上＝重度）。

　自律神経症状、振戦、不安から始まりさらにせん妄に至るため、ベンゾジアゼピン系抗不安薬（ロラゼパムやジアゼパムなど）を予防的に経口あるいは注射で投与する。

　また、並行して栄養補給、補液、電解質補給を行う。とくにウェルニッケ・コルサコフ症候群の予防のためビタミンB1、ペラグラ予防のためニコチン酸を投与する。せん妄が出現した場合は、隔離室を使用しながら、ハロペリドールなどの抗精神病薬を併用する場合もある。ときに、せん妄が長期化し、1〜3か月に及ぶこともある。

❺ 回復のためには

　現時点ではアルコール依存症を完治させる方法はない。しかし、断酒を続けることで回復することができ、健康を維持することが可能である。自力での回復は難しいため、止め続けることを目標にして、リハビリテーションプログラムに参加し、自助グループへの参加を続けることが重要である。

■アルコール依存症リハビリテーションプログラム（ARP）

　飲酒のコントロールができない生活から抜け出すためには、アルコールを入手できない環境が役立つため、精神科入院治療が行われる。

　しかし、世間から離れてアルコールを摂取することができない環境を提供するだけでは、退院後、飲酒を再開してしまうことが多い。そこで、退院後再飲酒しないように、集団精

神療法（ミーティング）、認知行動療法、断酒会・AA（アルコホーリクス・アノニマス*）などの自助グループ参加、作業療法、家族教育が提供されるようになった（久里浜式アルコール症リハビリテーションプログラム）。

当院では、アルコール依存症治療プログラムとして、学習会（アルコール依存症の理解、テキストを用いて断酒に必要な知識を学習）、抄読会（回復ノートの読み合わせを行い、テーマの内容と自分の経験を照合したり、他の患者の経験や考えを聞く）、内省（テーマに沿って書いた作文を発表）、アルコマ回復のステップ（アルコールのない新しい生活に向けて気持ちを整理し、飲酒欲求への具体的な対処を学ぶ集団認知行動療法プログラム）、自助グループ（地域で開催されている断酒会

やAAへの参加）、作業療法プログラム（体力測定やヨガなどのプログラムを重点的に取り入れ、活動を通じて飲酒以外の時間の過ごし方のきっかけをつくる）などが行われている。

■退院後の治療

ARPに参加した後、外来通院に移行する。外来通院では、①薬物治療（抗酒剤・断酒補助薬）、②外来通院、③自助グループの3本柱が治療の基本となる。

①薬物治療

・抗酒剤（ジスルフィラム、シアナミド）：アルコールの代謝過程を阻害するため、抗酒剤内服後に飲酒すると、急性アルコール中毒類似の症状が現れる。

・断酒補助薬（アカンプロサート）：比較的新しい薬で、興奮性のグルタミン酸作動性神経活動を抑制する働きがあり、飲酒欲求を抑制するため、「飲んで楽しくなる」ことができなくなる。

②外来通院

断酒開始後1〜2年は不安定な時期であ

る。アルコール依存症の背景には、対人関係の未熟さが隠れているともいわれている。そのため、家族関係や職場での人間関係がストレスとなって飲酒を再開しやすいといわれており、外来通院で継続して支えることが必要である。

③自助グループ

自助グループには、断酒会とAAがあり、いずれも1週間に1〜2回、19時頃から1〜2時間程度、公民館などを会場として、依存症者本人ときには家族も交えて開催されている。参加者が1人ずつ体験を述べ、その他の参加者が黙って話を聞く形式で行われており、その場ではアドバイス、注意などは一切しないことになっている。

❻ なぜ退院後に飲酒を再開するのか？

自助グループに参加しているとがんばろうという気持ちになれるが、家庭や職場などではストレスや誘惑に負けて、飲酒を再開してしまうことが多い（図3）。退院後、断酒率は急激に低下し、24か月以上経過すると安定する（図4）。

①刺激（ストレス）

・家族は患者に対する不信感、疑いをもっており、その気持ちが言葉や態度に出る。

・職場では、飲酒によって忘れることができていたストレス（対人関係やノルマなど）が残ったままの状態である。

・信用が失われていると、職場復帰しても責任のある仕事を任せてもらえない。

②誘惑

コンビニで夕食の弁当を買うとき、新幹線の車内販売、祭りや地区の会合などの酒席、テレビCMや雑誌の酒類の広告など、飲酒の誘惑の機会が多い。

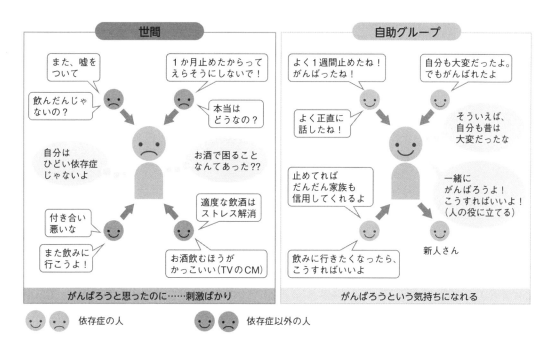

図3　退院後に飲酒を再開させる要因

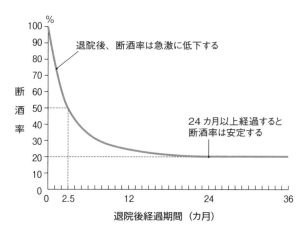

（長尾　博、図表で学ぶアルコール依存症、p.82、星和書店、2005）

図4　退院後の断酒率の変化

表5　依存症治療においての大切な治療者の心得：「7つの法則」

1. 依存症は「病気」であると理解できれば治療はうまくいく。
   依存症は病気と認識することが難しい病気であるが、治療者がこれを正しく理解する必要がある。そして、患者や家族にも共有してもらうことから始まる。

2. 治療を困難にする最大の原因は治療者の患者に対する陰性感情である。
   依存症の治療が困難なのは治療技法が難しいからではなく、治療者が「症状」を症状として捉えられないことに問題がある。患者に陰性感情をもっていれば、共感できず、信頼関係を築いていけない。

3. 回復者に会い回復を信じられると治療のスタンスは変わる。
   依存症の疾患の理解、患者の背景にある問題の理解のためには、回復者に出会うことが大切である。回復者に会わずに回復のイメージはできない。

4. 依存症患者を理解するために「6つの特徴」を覚えておく。
   依存症の基には人間関係の問題があり、「自分に自信がもてない。人を信じられない。本音をいえない。見捨てられる不安が強い。孤独でさみしい。自分を大切にできない」に集約できる。これは患者を理解するカギである。

5. 依存症患者の物質使用は生きにくさを抱えた人の「孤独な自己治療」である。
   依存症患者の多くが幼少時から虐待や性被害などの深い傷を負っている。それを誰にも話せていないことを知ると、患者に対する理解は深まる。

6. 断酒・断薬を強要せず再飲酒を責めなければ良い治療者になれる。
   患者の回復を望むのであれば、断酒・断薬を強要したり再飲酒・再使用を責めたりしないことである。依存症を「病気」として認識していないと、断酒・断薬を強要し再飲酒・再使用を責めることになる。

7. 断酒・断薬に囚われず信頼関係を築いていくことが治療のコツである。
   治療は近視眼的に断酒・断薬ができているか否かに囚われやすいが、これは治療目標ではなく結果である。治療の目標は、人と信頼関係を築き人に癒されることである。

（成瀬暢也：依存症治療において大切な治療者の心得：「7つの法則」、平成29年度アルコール・薬物依存関連学会合同学術総会、2017より改変）

❼ 患者を取り巻く家族

　アルコール依存症患者を取り巻く家族は、「放っておいたら会社をクビになるのではないか」「近所や世間に迷惑をかけるのではないか」「肝硬変や糖尿病が進行するのではないか」と不安が募り、お酒を止めさせようと患者をコントロールしようとする。家族は、2つの悪循環のなかで患者の飲酒をコントロールしようと努力を繰り返し、さまざまな問題行動に巻き込まれ疲れ果ててしまうことが多い（**図5**）。この悪循環に巻き込まれないためには、①あれこれ言わない、②飲酒関連問題の肩代わりをしない、③アルコール依存症がどういう病気か知る、④自助グループに参加する、などを行う必要がある。適切な対応

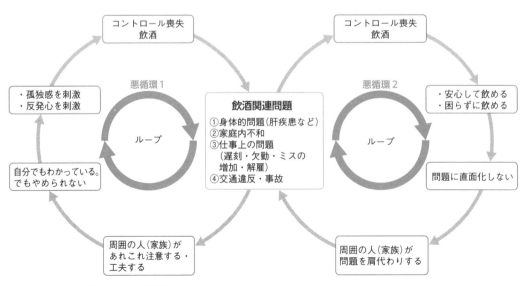

図5　家族を取り巻く2つの悪循環

方法を身につけるために、家族は同じ体験をもつ人たちの集まりである自助グループに参加することが重要である（**図6**）。

　そのうえで、アルコール依存症患者が飲酒を止めることを決めたら、家族は①一緒に問題解決方法を考え、②必要な支援を行っていく。

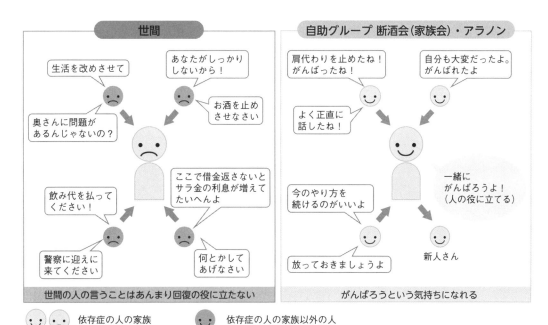

図6　家族の回復のための自助グループ

病気を支える行動（イネイブリング）

アルコール依存症者が飲み続けることを可能にする周囲の人を「イネイブラー」、その行為を「イネイブリング」という。たとえば、二日酔いで朝起きてこない本人に代わって会社に電話を入れる、サラ金の借金を代わりに返済するなど、周囲がよかれと思ってすることがイネイブリングになりがちである。責任の肩代わりが本人が感じるべき後悔や痛みを軽減してしまう結果、飲み続けることを可能にしてしまうという悪循環が生じる。
（参考：アルコール依存症治療ナビ.jp：アルコール依存症の治療について―治療のススメと成功のカギ、http://alcoholic-navi.jp/about/therapy/ineibuling/）

共依存

相手に必要とされることで自分の存在意義を見いだすという関係性。本人が飲酒によって起こした問題をまわりの人（家族）が解決することは、本人の回復を妨げる。回復に向かうためには、本人が自分が起こした問題の責任をとることができるように周囲の人がかかわることが必要である。家族は共依存の関係になっていることに気づかないことが多い。

アダルトチルドレン（AC：Adult Children）

親や社会による虐待や家族の不仲、アルコール依存症の親がいる家庭など機能不全家族で育つと、子どもは家庭で愛情や護、教育を十分に受けられずに成長することになり、成人してからもこころに傷を抱えて生きづらさを感じ続けることになる。

引用文献
1）樋口進ほか：新アルコール・薬物使用障害の診断治療ガイドライン、p.22〜23、新興医学出版社、2018
2）長尾博：図表で学ぶアルコール依存症、p.82、星和書店、2005

▶**氏名、性別、年齢** E氏、男性、60歳

▶**診断名** アルコール依存症

▶**入院形態** 任意入院

▶**生活史** 幼少期、父親は厳しく、怒鳴られ叩かれることもあった。若い頃から仕事を転々としてきたが、現在の運送会社は勤務8年目であり、倉庫担当としてまじめできっちりと仕事をこなしていた。母親の施設入所後は、食事は近くのコンビニで弁当を買うことが多く、徐々に酒だけを購入するようになった。現在は一人暮らしである。

▶**家族構成** 父（大酒家）は本人が20歳のときに死亡。母（80歳、認知症）は施設入所中。兄弟はいない。30歳で結婚したが、飲酒が原因で離婚。娘（20歳、会社員、既婚。連絡を取ることは可能）がいる。

▶**病前性格** まじめ、完璧主義、自己中心的

▶**現病歴** 高校生のとき、正月に家族の勧めで飲んだことがきっかけで初めて飲酒した。大学時代も大量飲酒が度々あった。結婚後も、毎晩飲酒して休日には朝から飲酒するのが日常であった。運送会社の倉庫担当をしていたが、仕事が多くさばききれなくなってきたことをきっかけに配送のミスが続き、その頃から職場での飲酒がみられるようになって上司から注意を受けていた。その後、飲酒が時々みられたものの、仕事を続けることができた。

55歳、飲酒のうえ自宅の階段から落ちて左腕を骨折。その際にアルコール依存症と診断され、精神科に3か月入院しARPを受けたが、退院後間もなく飲酒を再開した。60歳、飲酒時転倒して腰椎圧迫骨折、肋骨骨折にて総合病院へ入院。痛みがあるもののコルセットを着けて1人で車いすへの移乗が可能となって精神科病院へ転院（2回目の入院）となった。

▶**入院後の経過** 入院7日目、腰椎圧迫骨折、肋骨骨折の痛みは継続しているため、コルセットと車いすを使用している。自分で車いすを運転することが可能だが、痛みを理由に看護師に介助を求めることがあり、ARP参加も痛みを理由に消極的である。とくにメッセージ的なプログラム〔AAメッセージ、ダルクメッセージ（日本ダルク）、マックメッセージ（全国マック協議会）〕は参加したがらず、「断酒会もやめておく」と話す。再入院のE氏は、回復者の話は成功者の自慢話であって自分は失敗者だととらえてしまい、ときに看護師に対してイライラをぶつけ、易怒的な言動がある。しかし、「酒は止めたい。ここで治療したい。これ以上会社の人に迷惑をかけられない」とも話す。職場からは「治療を受けてしっかり治して、職場復帰してほしい」と言われている。

現在、食事は常食を全量摂取し、洗濯は自分で行っている。

▶**検査データ** IQ：69 軽度知的障害
身長165cm、体重57.3kg、体温36.4℃、脈拍80回/分、血圧120/70mmHg、赤血球数450万/μL、白血球数4589万/μL、ALP 530IU/mL、γ-GTP 119IU/L、ナトリウム 126mEq/L、カリウム4.5mEq/L、クロール 184.9mEq/L、総タンパク7.0g/dL、アルブミン4.3g/dL

▶**処方内容** ビタミンB₁・B₆・B₁₂複合剤（ビタメジン）/3カプセル、ロラゼパム（0.5mg）/3錠/1日3回毎食後、ニトラゼパム（5mg）/1錠/1日1回就寝前

▶**治療方針** ARPをとおして自分の飲酒問題と向き合う、再度断酒

NOTE

メッセージ的プログラム

入院中の患者が、回復者の体験談（回復モデル）を聞くことを通して、苦しいのは自分一人だけではない、自分も回復することができるとイメージして回復につなげる機会。

アセスメントのポイント

●視点

①入院までの経過

入院期間の長さや回数、初発年齢を踏まえて発達段階、生育歴、学歴とともに、初回飲酒、飲酒行動の経過、家族との関係性や家族の飲酒歴も重要である。過去の診断や入院・治療歴は疾患の受容や退院後の断酒の継続にもかかわってくる。学歴（学業環境）、職歴（主に就業環境）などは、経済的安定にかかわる側面と、家族以外から支援を受けられる可能性がある人々としても把握しておく必要がある。

②生物学的側面

年齢、性別、体形・外見（身長、体重、BMI）、検査データ（血液、CT、MRI、脳波など）、水分摂取、栄養状態、排泄状態（機能）、呼吸状態（機能）など。身体疾患の有無と症状、薬物療法などの治療と副作用などを観察する。この他に活動状態、睡眠状態も確認しておく。

●バイオ・サイコ・ソーシャルモデル

患者の置かれた困難な状況を把握するためにバイオ（bio）・サイコ（psycho）・ソーシャル（social）という3つの側面に分けて考えるモデル（**図7**）。バイオ・サイコ・ソーシャルの要因はそれぞれ独立したものではなく、複合的に作用しあって困難な状況をもたらしているととらえ、この3側面からの問題解決を図ることが望ましいとされる。そして、患者の能力や意欲、嗜好、利用可能な社会資源などのストレングスの観点も重視するところに特徴がある。

③精神的側面

アルコール依存症以外の精神疾患の有無と診断名および病歴も把握する。まず、精神状態として意識、知能、記憶、見当識、知覚、認知、判断、思考、感情、意欲などを把握する。

心理検査を受けているようであればストレスへの反応と対応パターンを把握する。

④社会的側面

治療プログラムへの参加状況から、病気のとらえ方のみでなく、対人関係の持ち方の特徴を推測したり、現在の居住地および居住形態、家族構成（キーパーソンを含む）をみる。また、本人がそれをどのように考えていて、退院後どのような生活が可能かを一緒に考える必要がある。経済状況、社会保険制度の状況（保険、年金など）、利用している社会資源などについても確認する。

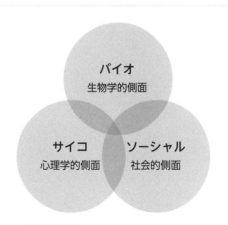

図7　患者の状況
(日本社会福祉士養成校協会：相談援助ガイドライン、2014および Physiopedia、https://www.physio-pedia.com/Biopsychosocial_Model より改変)

情報収集とアセスメント

項目	情報	アセスメント
入院までの経過	・父親が大酒家であった ・初めての飲酒は家族に勧められて高校生のとき、大学時代も大量飲酒が度々あった ・毎晩飲酒し、休日には朝から飲酒していた。仕事中の飲酒も度々あった ・飲酒が原因で離婚した ・仕事量が多くなってミスが続き、職場で飲酒がみられるようになり、上司から注意を受けた ・55歳、飲酒のうえ自宅の階段から落ちて左腕骨折 ・55歳、アルコール依存症と診断され、精神科に3か月入院しARPを受けたが、退院後、間もなく飲酒再開した ・幼少期、父親が厳しく、怒鳴られたり叩かれることもあった	●父親の存在がE氏の飲酒行動に影響していることが推測される。子どもの頃の様子についても情報が必要と考えられる ●飲酒が原因の離婚、職場での飲酒、上司からの飲酒に対する注意、怪我などを繰り返している ●5年前診断され、ARPを受けたにもかかわらず、退院後すぐに再飲酒している。飲酒が自分にとって大きな問題であるととらえていない可能性 ●幼少期の体験による、自己肯定感低下の可能性
身体状態	・身長156cm、体重57.3kg、体温36.4℃、血圧120/7mmHg、脈拍80回/分、総タンパク7.0 g /dL、アルブミン4.3 g /dL、γGTP119IU/L、ナトリウム126 mEq/L、カリウム4.5 mEq/L、クロール184.9 mEq/L ・腰椎圧迫骨折・肋骨骨折のため痛みがあり、コルセットと車いすを使用している ・自走も可能な状況であったが、痛みのため看護師に介助を求めることがあった	●アルコール依存症では、長期間の飲酒により低栄養・肝機能障害が一般的にみられるが、現在E氏にみられるのは軽度肝機能障害のみである。総合病院で骨折の治療を受けた経過があることが関係していると考えられる ●身体状態が重篤でないことは、今の状況が飲酒と関係しているという自覚が得られにくい ●腰椎圧迫骨折・肋骨骨折による痛みの有無の観察が必要 ●今後の生活を考えると、できることは自分で行う必要があり介助し過ぎないよう見守りと声掛けが必要
精神的側面	・ARP参加も痛みを理由に消極的であった ・とくにメッセージ的なプログラムは参加したがらず、「断酒会もやめておく」と話している ・仕事が増えてさばききれなくなってきたことをきっかけに配送のミスが続き、職場での飲酒がみられた ・回復者の言葉は成功者の自慢話であり、自分は失敗者だととらえてしまい、ときに看護師に対し、イライラをぶつけ易怒的な言動があった ・「酒は止めたい。ここで治療したい、これ以上会社の人に迷惑をかけられない」とも話す	●メッセージを拒否し、他者の話や指導を素直に受け入れられない。困っても他者に上手に頼むことができず、1人で抱え込んでしまう。否定・不安などの自己愛的防衛機制が働いている可能性も考えられる。患者の生きづらさであり、上手くやろうと頑張るほど上手くいかない、という悪循環が起こっている。まず、患者に対し支持的にかかわる必要がある ●自己中心性や易怒性があること、感情コントロールが不適切なことにより円滑な対人関係の構築が難しい。境界線知的レベルの特性を理解することが必要である ●易怒性は幼少期の父親との関係性の影響も考えられる。他者と自分の境遇を比較してしまうのは、自己肯定感の低下が関係している可能性 ●断酒したい気持ちがあるので、支持的にかかわっていく
日常生活	・入院前、身のまわりのことは母親が行っていたが、施設入所後は近くのコンビニで弁当を買って食べていた。徐々に酒だけを購入することが多くなっていた ・現在は常食を全量摂取できている ・洗濯はコインランドリーで行えている	●退院後は母親を頼ることはできず自分で身のまわりのことを行う必要がある ●今後、娘の協力・社会資源の活用・福祉の支援・訪問看護などが必要と考えられる

| 社会的相互作用 | ・20歳で父親と死別。母親は（認知症）現在施設入所しており、E氏は1人暮らしをしている
・30歳で結婚したが飲酒が原因で離婚。
・娘が1人いる。20代会社員、結婚している。連絡は可能

・現在の運送業の勤務は8年目。職場で飲酒をして、上司から注意を受けていた
・職場からは「治療を受けてしっかり治して職場復帰してほしい」といわれている
・「断酒会もやめておく」と話す | ●家族と死別、離別あるいは別居しており、現在独居である。娘と連絡が取れる状態であるが、普段は疎遠である。孤独感があることが推測される
●長期的には娘との関係性を再構築できるようになることが生活の希望になり得る。そのためには断酒生活の積み重ねが大切である。断酒を支えながら家族調整も検討していく必要がある
●今後も単身生活が予想されるが、職場の理解と協力が継続して得られるよう、職場との有効な関係性つくりが必要である

●断酒の継続のために仲間とのつながりは重要であるため、入院中から断酒会へ参加できるよう支える |

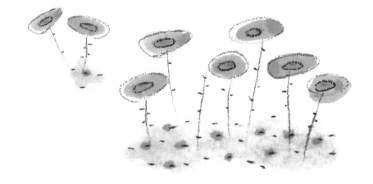

全体関連図

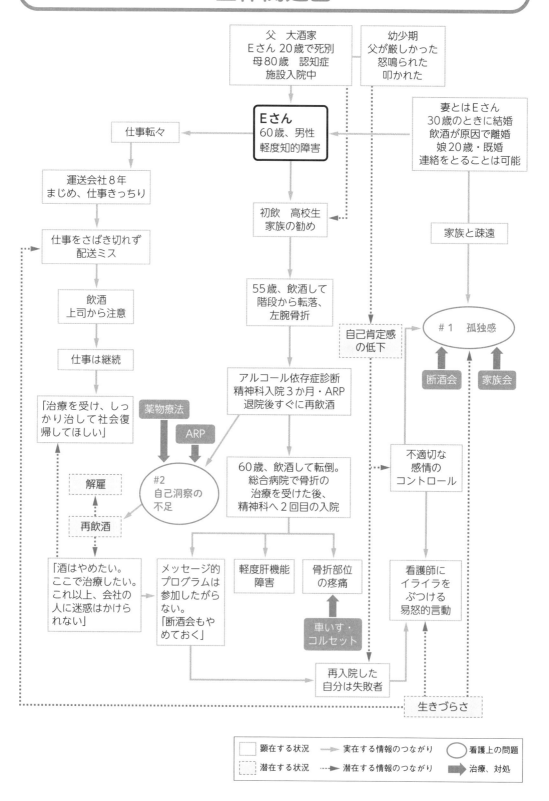

全体関連図の解説と看護の視点

Eさんの看護問題

＃1　周囲との良好な関係がもちにくいことによる孤独感

＃2　再飲酒の要因に対する自己洞察の不足

E氏は20歳のときに父親と死別していること、妻と離婚していることなど、家族との深いかかわりが乏しかったと推測される。同居していた母親も認知症で施設入所となり、現在1人暮らしである。E氏の初飲のきっかけは家族の勧めであるが、父親が大酒家であり、飲酒が止めにくい家庭環境であったことが関連していると考えられる。また、易怒性は境界線知的レベルにより感情コントロールが不適切であることや幼少期の父親からの暴言が影響していると考えられ、円滑な対人関係がもちにくい。さらに一人娘とは連絡が取れる程度の関係であるなど孤独感をまねいている（＃1　孤独感）。

一方、8年間継続して働いている現在の職場は、E氏の病気についても理解があり、退院後の就業にも協力が得られる見込みであるため、今後も職場との良好な関係づくりが必要である。長期的には、娘との関係性を再構築できることも生活していくうえでの希望になり得るため、家族調整が必要になると考えられる。

また、断酒を継続している仲間とともに断酒の継続をめざすために、断酒会への継続参加は重要である。

上司から仕事中の飲酒について注意を受けていたことや、たびたび骨折もしており、現在も腰椎圧迫骨折による腰痛がある。飲酒が原因で離婚もしている。さらに、55歳のときにアルコール依存症の診断により精神科で治療プログラムを受けたにもかかわらず、退院後はすぐに再飲酒した。今回の入院におけるARPの参加状況や発言などからも、E氏は病気や治療に対する認識が乏しいと考えられる（＃2　自己洞察の不足）。病気を理解し、飲酒を自分の問題として受け入れて断酒を継続することが、E氏らしい人生を得ることにつながると考える。

依存症からの回復とは

・孤独ではなくなる。

・本音を言えるようになる。

・見捨てられる不安がなくなる。

・人を信じられるようになる。

・自己評価が高まり、自信をもてるようになる。

・自分を大切にできるようになる。

依存症の人から求められている援助（看護師の姿勢）とは

・わかる気がする。

・一緒に考えてみませんか。

・自助グループ1回行ったら、ありがとう。

・正論より雑談そして対話（理解）へ。

・縁があってあなたに会えた。死んでほしくない。

看護計画

#1 周囲との良好な関係がもちにくいことによる孤独感

父との死別、離婚、娘との疎遠、母親の施設入所などを経て、現在一人暮らしになってしまっている。幼少期の父親との関係が自己肯定感の低下につながっていると考えられる。

再飲酒した自分は失敗者であるというとらえ方をしているため、ARPでの回復者の発言を素直に受け止めることができず、看護師にイライラをぶつけたり易怒的な言動をしてしまう。境界線知的レベルにより感情コントロールが困難なため、対人関係が構築しにくいことがさらなる孤独をまねいていると考えられる。断酒会に参加し、体験の共有ができる仲間をつくることが必要である。

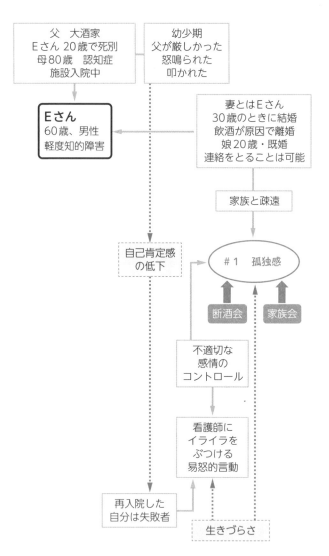

看護目標	
将来像	：**断酒会への参加で断酒の仲間をつくることができる。職場の協力を得ながら仕事の継続ができて、娘とも定期的な交流ができる**
看護目標	：①易怒性をもった話し方ではなく、穏やかな感情表現ができる ②断酒会に参加し、ミーティングで他者の話を聞くことができる

看護計画	根拠・理由
OP（観察項目） ①感情、言動 ②生活背景（成育歴、家族関係、社会的背景） ③他患者、医療者、断酒会メンバーとの関係性 ④易怒性はどのような場面でみられるのか ⑤日中の過ごし方	❶❷❸❹患者の状態を理解し、看護介入を考える ❺入院中から規則正しい生活を送り、退院後につなげる
TP（直接的ケア） ①患者の背景を理解し、話を傾聴する ②支持的な態度で接し、再入院を決意したことを評価していると伝える ③安心・安全な場所の提供 ④強みの強化 ⑤娘に対する気持ち、職場に対する考えを聞く	❶❷患者の抱える問題・飲酒に向かわせる思いなどを受け止める ❸思ったこと、感じたことを正直に話しても大丈夫だという安心・安全な環境を提供する ❹❺退院後の仕事の継続、娘との関係性の再構築に向けて、把握が必要である
EP（指導計画） ①易怒的な表現があった場合、原因を確認しつつ、こちらの感情を患者に返し、表現方法を一緒に考える ②退院後の生活をイメージし、一緒に具体的な生活を考える ③家族会・断酒会の必要性を娘に説明する	❶対人関係を円滑にするためには表現方法を学んでもらう必要がある ❷飲酒をしない退院後の生活のイメージがもてることが大切である ❸患者の回復のためには、まず家族の回復が必要であり、さらに、家族の患者理解と治療への協力が重要である

#2 再飲酒の要因に対する自己洞察の不足

アルコール依存症は否認の病気であるとも言われる。飲酒に関連して仕事のミス、離婚、怪我などが起こっているにもかかわらず、1回目の退院後すぐに再飲酒しており、飲酒が大きな問題であることに気づいていない。ARP参加も消極的であり、参加しても回復者のメッセージを素直に聞くことができていない。現在軽度の肝機能障害がみられるが、それ以外に目立つ身体機能障害がないことも、今の状態が飲酒に起因しているという認識に至らないことの一因と考えられる。

再飲酒に至った経緯を振り返ることで飲酒が自分の問題であることを理解し、断酒継続につなげていく必要がある。

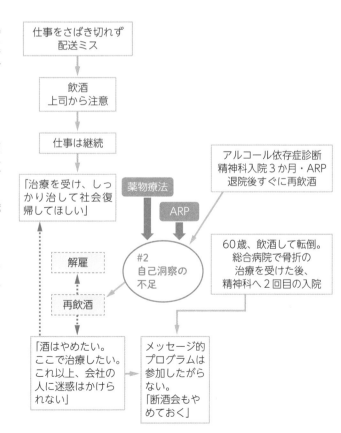

看護目標	将来像　：3本柱を継続（抗酒剤服用、通院、断酒会参加）して断酒を継続することができる
	看護目標：今回の入院に至る経過を振り返り、再飲酒の誘因を明らかにして、対処方法を検討することができる

看護計画	根拠・理由
OP（観察項目） ①治療継続の意思 ②依存症の理解度 ③ARPの参加状況 ④ARP前・中・後の言動と反応 ⑤日常生活における言動 ⑥服薬内容、服薬状況、副作用の有無 ⑦断酒会の参加状況	❶❷❸❻❼治療の意思確認・治療に向かう姿勢を理解する ❹❺❼治療に向かう姿勢の変化をみる
TP（直接的ケア） ①ARP前後に感想を聞き、個別に振り返る ②治療の意義を感じられるよう支持的、受容的にかかわる ③再飲酒経験を踏まえ、再飲酒の引き金と対処方法を一緒に考える ④断酒会参加後に感想を聞き、次回につなげる	❶❷❹プログラム・断酒会の内容を自分のこととして置き換え、振り返りと理解が深まる ❹❸再飲酒を繰り返さないために自分の問題として意識してもらう ❹継続的に断酒をめざせるようになるために、回復者と会うことが必要である
EP（指導計画） ①3本柱の継続（抗酒剤服用、通院、断酒会参加）の必要性を説明する	❶回復に対する3本柱の有効性は立証されているため、実行を促す必要がある

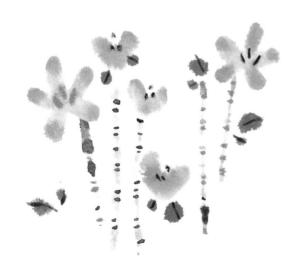

ケアの実際と評価

● 孤独感に対するアプローチ

看護師がE氏の言動に対して指示的であったり、意に沿わない声掛けをすると易怒的になりがちであり、父親との関係性が影響していると考えられた。そのため、E氏を心配していることを伝える姿勢で、言葉かけを工夫した。易怒的な表現があったときは「大きな声を出されるとびっくりするし、悲しい」など、相手がどのような気持ちになるかを伝えると、逆に驚いた表情になることもあった。また、具体的にほめながらE氏を認める姿勢をみせることにより、ARP参加後に「ありがとう」の言葉が聞かれた。

娘に対して、看護師からE氏のARP参加の様子を伝えながら、医師との面談を依頼したところ、娘の来院の意思が確認できた。

● 自己洞察を深めることへのアプローチ

ARPのなかの集団プログラム参加後に、E氏と個別に話す時間を設けた。そのなかで、飲酒に至った経過を語ってもらい、飲みたくなったらどのように対処するか考え、クライシスプランを一緒に立てた。また、今後のモチベーションを保つ工夫として、「一日断酒」のポスターを作成した。

断酒会へ参加したくない理由と、断酒したい気持ちの両方を受け止めながら、断酒会の時間には必ず声をかけて一緒に参加した。発言は多くなかったが、参加回数を重ねるうちに、断酒会を居場所の1つとしてとらえ、必要性が認識できるようになった。

関係者による支援会議をもち、E氏は自らSOSが出せるものの、独居であるため、地域の保健師が相談役になるなどの方向性が出された。

● 評価

看護師がE氏を心配していること、行動を認めていることを伝える姿勢をとったことで、ARPの参加後「ありがとう」という言葉が聞かれたり、参加が継続できた。E氏とよい関係性を築くことができ、入院生活に安心感がもてたと考える。また、E氏の回復に向けて、娘の協力、地域での必要なサポートが得られる方向性がみえてきた。

プロセスレコード

日時：2020年　　月　　日　10時頃

この場面を選択した理由：ARPの時間になってもE氏がプログラム会場に出てこない。自室まで声をかけに行ったが、腰痛を訴え欠席の意向だった。プログラムへの参加は重要だと考えて対応し、結果的には遅れて参加ができたが、強引に誘導してしまったのではないかと思っている。

E氏の言動	患者/メンバーの言動から感じたこと・思ったこと	私の言動	考　察
	①あれっ？プログロム会場に来ていない。呼びに行かなきゃ。もう時間になっちゃった		
②自室で布団をスッポリかぶり臥床中。閉眼している	③どうやって声をかけたらいいんだろう	④Eさん。プログラム始まっていますよ	
⑤うーん。腰が痛くてだめ。今日は休む。	⑥そうなんだ。無理させてもいけないけど。プログラム目的の入院だったよな	⑦痛みますかね	
⑧今日は痛いね。さっき痛み止めを看護師からもらって飲んだけどね	⑨どうしよう。休んだほうがいいのかな	⑩プログラム目的の入院と聞いていますし、頑張って参加してみませんか？	腰痛があり痛み止めを服用したばかりであり休んでいただいたほうがよいか迷っているが、入院目的を伝えることができている
⑪そうなんだけどね。布団から顔を出し私の顔を見てくれる	⑫こっちを見てくれた。参加してくれるのかな？無理させてもいけないな	⑬一緒にプログラムに行きませんか？	
⑭あまり気が乗らないけど。仕方ないから行くか(少し恐い顔)	⑮怒らせちゃったかな	⑯ありがとうございます	
⑰ベットから車いすへ介助で移る。痛そうな表情		⑱大丈夫ですか(移乗を介助する)	痛みに対し、車いすへの移乗を手伝い、患者の気持ちに添うことができている。
⑲大丈夫。ありがとう	⑳よかった。お礼を言ってくれた		
㉑(15分遅れで参加された)			

自己評価	指導者からのコメント
E氏にARP参加が大切であることを伝えて誘導し、参加につなげることができた 腰痛を訴えたときのかかわりが難しい	E氏の気持ちに添うだけでなく、入院目的を理解し誘導でき、今後のARP参加にもよい影響があると思います。痛みを受容し患者の気持ちに添いながらのARP誘導が必要になるでしょう

第3章
地域における
生活支援

1 精神障害をもちながら
地域で生活するということ
1 精神障害者の「生きづらさ」
2 精神障害を抱えてどのような状態になっているのか
3 社会生活の維持

2 地域生活を支えるための資源
1 精神障害者を取り巻く現在の制度の成り立ち
2 関連する主な法律
3 主なサービス

3 家族への支援
1 家族に期待されること
2 家族の状況
3 家族の支援
4 家族を理解すること

精神障害を持ちながら 地域で生活するということ

厚生労働省は2004（平成16）年、「精神保健福祉の改革ビジョン」を策定し、入院医療中心から地域生活中心への改革推進のため、①国民の理解の深化、②精神医療の改革、③地域生活支援の強化を今後10年間で促進するとした。これに基づき、市町村では精神疾患に対する知識の普及・啓発、当事者や家族の相談対応、病院と地域の退院時の調整などに取り組んでいる。しかし、日本の精神科病院に入院する患者の平均在院日数は減少傾向にあるとはいえ、諸外国と比較して今も著しく長い傾向にある。

精神障害者の入院が長期化し地域移行がなかなか進まない理由として、地域の受け入れ条件が整わないことがたびたび指摘される。このいわゆる「地域の受け皿」の不足や制度の不十分さとともに、精神障害の特性や精神障害（者）を理解することの難しさなどが地域移行を妨げる大きな要因であると考えられる。

1 精神障害者の「生きづらさ」

精神障害を抱えた人たちは何らかの「生きづらさ」を感じて生活している。「生きづらさ」とはどういうことなのであろうか。

統合失調症を抱える人の「生きづらさ」を中心に考えてみる。統合失調症は元来もっている何らかの生物学的脆弱性と環境的ストレスが重なって発症すると考えられている。発症すると幻覚、妄想、意欲の低下、倦怠感、思考や感情の乏しさなどさまざまな症状が出現する。こうした陽性症状、陰性症状とよばれるものに加え、記憶、注意力、物ごとの実行機能などが損なわれて社会生活の遂行に支障をきたす認知機能障害がみられる。

元々ある脆弱性と陰性・陽性症状の出現、実行機能が損なわれること、そして社会生活上の挫折なども加わって「生きづらさ」を大きくしている[1]と考えられる。

2 精神障害を抱えてどのような状態に
なっているのか

　生活をしていくうえでの脳の働きは、「大きく分けると、①掃除をする、料理をつくるなど物事を処理するための機能、②人の気持ちを理解したり、相手の意図を推測したりする対人交流の機能、③自分の中にある感情を伝えたり、自分の状態を認識したりする自己認識の機能」の３つがあり、①の機能は、学習・記憶・実行機能・注意機能などを指し、②は社会的認知機能ともよばれて対人関係を築く上で基礎となる機能であり、③の機能の障害は自分の状態や置かれた状況に気づきにくいということを示している[2]。

　これらの脳機能の低下による生活していくうえでの障害が「生きづらさ」をもたらすと考えられる。しかし、すべての精神障害者に同じように機能低下が生じるわけではなく、障害の種類や程度により、患者ができなくて困っていること、時間がかかってしまうことなどの「生きづらさ」には個人差がある。

3 社会生活の維持

❶ 医療の継続

　重い精神症状が継続し長期間入院している人あるいは日常生活上の簡単な技術の遂行が困難で支援が必要であるなどといった経過がよくない人も、症状が軽く一般就労が可能な経過が良好な人も、治療や生活環境の変化の影響によって経過は変動する。

　精神病症状の出現から治療開始までの期間を精神病未治療期間（DUP：duration of untreated psychosis）とよび、一般にこの期間が短いほど治療への反応性がよく予後が良好である。精神障害からの回復を統合失調症者でみるとき、１／３は完全に回復または軽度の障害を残して回復するが、残りの患者は急性の精神症状を繰り返しながら生活上の障害を抱えて生活することが多く、そのうち１～２割は重い症状が継続し長期の入院生活を余儀なくされるといわれる。

　精神科医療のなかで薬物療法の占める位置は大きい。1952年、クロルプロマジンに抗精神病作用があることが発見されたことに始まり、抗うつ薬のイミプラミン、抗不安薬のクロルジアゼポキシド

が続いて発見されて以降、薬物療法の進歩によって精神疾患への医療的介入が可能になり、精神症状が改善されたことは精神障害（者）に対する偏見の軽減にも寄与している。

そして、近年副作用の目立たない新薬が次々と開発されていることは、精神科治療の受け易さ、精神障害者の生活の質の向上などにつながるものである。一方で、服薬への抵抗感の低減によって不適切な薬物使用の問題に至る懸念もあり注意が必要である。

❷ 精神科リハビリテーションとリカバリー

わが国は1945（昭和20）年以降、精神障害者の治療促進を目的に精神科病床を増床させ精神科病院へ患者を収容する政策がとられた。その後、精神障害者の社会復帰と人権への配慮、さらに精神保健福祉法では福祉の観点を取り入れて精神障害者の自立への援助が重視されるようになった。

リハビリテーションという言葉は人間としての権利や尊厳の回復という意味で用いられており、精神医療のなかでは治療の継続と並んで、精神障害者が社会のなかで生きることを取り戻すための活動のことである。従来、精神障害者が社会生活に再適応するためには、病気の治癒、あるいは精神症状の軽減が不可欠であると考えられてきたが、近年、リカバリーという概念が広く知られるようになってきた。精神障害者は病気や障害によって失ったものも多いが、病の経験を経て新しい対人関係の構築や生きる希望を見出すことができるという考え方である。とくに、当事者の回復の主観的体験、自分らしい人生の構築は本人にしか体験できない主観的なものであり、パーソナルリカバリーとよばれる。

リハビリテーションでは、障害をみてその人のできないことの改善に重点を置きがちであるが、その人のもっている力を伸ばすことに目を向けることが社会参加の促進につながる。社会参加を考えるとき、就労は生活の経済的な基盤となるとともに、社会的な役割を担い社会での居場所を得ることにつながる。そして、住居、家族その他の対人関係の安定などもリカバリーの重要な要素である。パーソナルリカバリーは精神障害をもつ人誰にでも起こるものであるが、長い過程を要するものであることを支援者は心得て、当事者のもてる力を信じて寄り添う必要がある。

ストレングスモデル
疾患や障害をもつ人の機能障害や解決すべき面にのみ焦点を当てるのではなく、すべての人に備わっている「力（ストレングス）」に着目し、その人が自身の「力」を活用して希望の実現を果たすことを周囲が支援していくという考え方である。ストレングスには、個性、才能、知識、スキル、願望、周囲の環境などが含まれる。その人が目標達成に向けて「力」を活用しながらよりよいQOLを得ることが支援の目的である。

❸ 社会の理解

リハビリテーションにおいて、社会の精神障害者に対する受け入れ体制の問題は、精神障害者のリカバリーとともに重要なことである。

元々、精神分裂病を念頭に置いた精神疾患に対して「精神病」という用語が用いられていたが、精神分裂病という名称自体が偏見をもたらすとして、2002年に統合失調症に変更された。この名称変更によって、病名告知率の上昇や家族や社会への知識の普及が進んだといわれている。しかし、今も精神障害（者）に対する社会のイメージはネガティブな傾向が認められ、偏見が根強く残っている。

ある事象に対する偏見や差別につながるものとしてスティグマがある。スティグマとは、ある属性に対して貼られたマイナスのイメージであり、その属性の社会的価値を低める望ましくないレッテルである。社会の精神障害（者）に対するマイナスのイメージは精神障害（者）に対する社会的スティグマであり、精神障害者を差別し社会から排除することにつながる。さらに、精神障害者本人のなかに精神障害（者）に対するスティグマが取り込まれ、精神障害者としてのネガティブなアイデンティティが形成されること（セルフスティグマ）も社会参加を阻害する要因の1つといわれている。

家族や医療者、同じ疾患をもつ人々の精神障害に対する理解のなさや偏見、すなわち社会的スティグマはセルフスティグマを増強させるが、自身が精神障害を受容できていることや周囲の支えによって成功体験を積むことはセルフスティグマの軽減につながる[3]。

NOTE

セルフスティグマ

周囲の人たちがもつ精神障害や精神障害者に対するイメージ、たとえば「精神疾患は治らない」「精神障害者は危険だ」「仕事ができない」といったネガティブなイメージ（スティグマ）は、精神障害者自身が「社会には精神障害に対する偏見がある」「病気がわかれば自分は、みんなに受け入れてもらえない」などの考えをもつことにつながる。これがセルフスティグマであり、精神障害者の自尊感情や意欲の低下をまねき、積極的な社会参加を妨げる要因になっている。

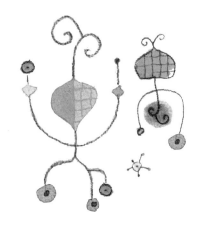

2 | 地域生活を支えるための資源

1 精神障害者を取り巻く現在の制度の成り立ち

　第二次世界大戦後、新しい日本国憲法のもと、1950（昭和25）年、精神障害者に適切な医療と保護の機会を提供するため精神衛生法が施行された。

　1984（昭和59）年に起こった精神病院における人権侵害事件をきっかけに、患者の人権擁護と適切な医療・保護を確保し、社会復帰促進を図るために、1987（昭和62）年、精神保健法が成立した。

　1993（平成5）年、障害者基本法の成立によって身体・知的障害者とともに精神障害者が法律上「障害者」として初めて認められ、他の障害者と同等の社会保障を受けられることになった。これを受けて、1995（平成7）年、精神保健法が精神保健及び精神障害者福祉に関する法律（以下、精神保健福祉法）に改正され、以後3回ほど大きな改正を行っている。

　以上、第二次世界大戦後から精神保健福祉法の制定に至るまでの経過について概要を述べた。精神科医療は医療法の規定の他に、この精神保健福祉法によって入院の手続きや形態・患者の処遇・精神医療の提供体制などが定められており、このことは精神科医療の特徴として患者の意思に反して治療が行われたり、行動制限する場合があるからであることを示している。

2 関連する主な法律

❶ 1995年　精神保健福祉法

　精神保健福祉法の目的は、精神障害者の医療および保護、障害者の日常生活および社会生活を総合的に支援するための法律（以下、障害者総合支援法）とともに、社会復帰促進・自立と社会経済活動

への参加促進のために必要な援助の実施、精神疾患の予防と国民の精神的健康の保持および増進に努めることによって、精神障害者の福祉の増進および国民の精神保健の向上を図ることである。

福祉サービスの多くは障害者総合支援法のもとに移行したが、精神保健福祉法では精神保健福祉センターや精神医療審議会の設置、精神保健指定医の職務、精神障害者の家族等の位置づけ、入院形態、病院における処遇、精神保健福祉手帳制度、精神障害者社会復帰促進センターの設置などについて定められている。

② 2013年　障害者総合支援法

国は障害者支援の基本的姿勢を示した法律として障害者基本法を施行し、これに基づいて2006（平成18）年、障害者の地域での自立した生活を支援するために定められたのが障害者自立支援法であり、2013（平成25）年に障害者総合支援法と改称・改正された。

改正の趣旨は、地域社会における共生の実現に向けて、障害福祉サービスの充実等障害者の日常生活および社会生活を総合的に支援するため、新たな障害保健福祉施策を講ずるものであり、法に基づく日常生活・社会生活の支援が、共生社会を実現するため、社会参加の機会の確保および地域社会における共生、社会的障壁の除去に資するよう、総合的かつ計画的に行われることを基本理念としている。

改正に際しては障害者の範囲に難病等を加えたこと、障害程度区分を障害支援区分に改めたこと、支援の内容について重度訪問看護の拡大・共同生活介護（ケアホーム）の共同生活援助（グループホーム）への一元化、地域移行支援の対象拡大、地域生活支援事業の追加が主なものである。

3 主なサービス

① 障害者総合支援法におけるサービス

サービスは、個々の障害の程度や社会活動、介護者、居住等の状況を踏まえて個別に支給される「自立支援給付」と、実施主体が市町村で利用者の状況に応じて柔軟に実施できる「地域生活支援事業」とで構成されている。「自立支援給付」と「地域生活支援事業」のサービス体系（**図3-1**）と内容（**表3-1**）を以下に示す。

表 3 - 1　障害者総合支援法によるサービス

		介護給付
訪問	居宅介護 (ホームヘルプ)	自宅で、入浴、排泄、食事の介護などを行う
	重度訪問介護	重度の肢体不自由者又は重度の知的障害もしくは精神障害により行動上著しい困難を有する者であって常に介護を必要とする人に、自宅で、入浴、排泄、食事の介護、外出時における移動支援、入院時の支援などを総合的に行う
	同行援護	視覚障害により、移動に著しい困難を有する人に、移動に必要な情報の提供、移動の介護を行う
	行動援護	自己判断能力が制限されている人が行動するときに、危険を回避するために必要な支援や外出支援を行う
	重度障害者等包括支援	介護の必要性がとても高い人に、居宅介護等複数のサービスを包括的に行う
日中活動	短期入所 (ショートステイ)	自宅で介護する人が病気の場合などに、短期間、夜間も含めて施設で、入浴、排泄、食事の介護等を行う
	療養介護	医療と常時介護を必要とする人に、医療機関で機能訓練、療養上の管理、看護、介護および日常生活の世話を行う
	生活介護	常に介護を必要とする人に、昼間、入浴、排泄、食事の介護などを行うとともに、創作的活動または生産活動の機会を提供する
施設入所	施設入所支援	施設に入所する人に、夜間や休日、入浴、排泄、食事の介護などを行う

		訓練等給付
住居支援	自立生活援助	1人暮らしに必要な理解力・生活力等を補うため、定期的な居宅訪問や随時の対応により日常生活における課題を把握し、必要な支援を行う
	共同生活援助 (グループホーム)	夜間や休日、共同生活を行う住居で、相談、入浴、排泄、食事の介護、日常生活上の援助を行う
生活・就労訓練	自立訓練 (機能訓練)	自立した日常生活または社会生活ができるよう、一定期間、身体機能の維持、向上のために必要な訓練を行う
	自立訓練 (生活訓練)	自立した日常生活または社会生活ができるよう、一定期間、生活能力の維持、向上のために必要な支援、訓練を行う
	就労移行支援	一般企業などへの就労を希望する人に、一定期間、就労に必要な知識および能力の向上のために必要な訓練を行う
	就労継続支援 (A型＝雇用型 B型＝非雇用型)	一般企業などでの就労が困難な人に、就労の機会を提供するとともに、能力等の向上のために必要な訓練を行う。雇用契約を結ぶA型と、雇用契約を結ばないB型がある
	就労定着支援	一般就労に移行した人に、就労に伴う生活面の課題に対応するための支援を行う

		相談支援
計画相談支援		障害者が障害福祉サービスを受けようとする際に受けるものであり、認定の申請、認定後のサービス利用計画案作成やサービス事業者との連絡調整などを行う
地域相談支援	地域移行支援	地域移行支援計画の作成、相談による不安の解消、外出への同行支援や住宅確保、関係機関との調整などを行う
	地域定着支援	単身の障害者などの常時連絡先として機能し、緊急時には必要な支援を行う

	自立支援医療
精神通院医療	精神保健福祉法第5条に規定する統合失調症などの精神疾患を有する者で、通院による精神医療を継続的に要する者を対象とする、医療費の自己負担を軽減する公費負担医療制度

	補装具の制度
補装具	障害者などの身体機能を補完または代替し、かつ、長期間にわたり継続して使用されるもの (義肢、装具、車椅子等) の購入等の費用を支給する

	地域生活支援事業
移動支援	円滑に移動できるよう、移動を支援する
地域活動支援センター	創作活動または生産活動の機会の提供、社会との交流の促進を行う施設
福祉ホーム	住居を必要としている人に、低額な料金で居室等を提供するとともに、生活に必要な支援を行う

(厚生労働省：障害福祉サービスについて、https://www.mhlw.go.jp/stf/seisakunitsuite/bunya/hukushi_kaigo/shougaishahukushi/service/naiyou.html、全国社会福祉協議会：障害者総合支援法のサービス利用説明パンフレット (2018年4月版)、https://www.shakyo.or.jp/news/pamphlet_201804.pdf を元に作成)

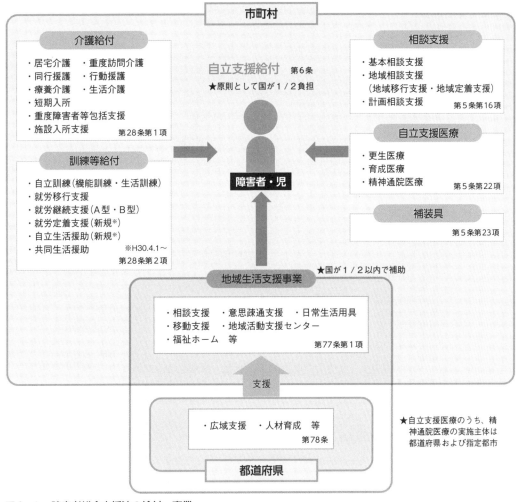

図3-1　障害者総合支援法の給付・事業

（内閣府：令和元年度版、障害者白書全文（PDF版）、第3章第1節 生活安定のための施策、図表3-2を元に作成）

❷ 精神保健福祉法における精神障害者保健福祉手帳

　身体障害者や知的障害者には従来からそれぞれ手帳があり、それに基づいて支援が行われていた。1995（平成7）年、精神保健福祉法の改正に伴って精神障害者保健福祉手帳が創設され、精神障害者の自立と社会参加を促進するためのさまざまな支援が講じられることとなった。発達障害や高次脳機能障害をもつ人も対象である。

　創設当時は、精神障害者への差別を助長する恐れがあるとして、手帳への写真の貼付は見送られた。障害の重症度によって1〜3までの等級があり、受けられるサービスには差があるが、所得税や住民税の控除、公共交通運賃の割引、公営住宅の優先的な入居などがサービスとして受けられる。

❸ その他のサービス

①障害年金制度 (国民年金法・厚生年金法)

　病気や怪我などが原因で、一定程度の障害が継続する場合、生活を保障するための制度として障害年金がある。障害年金には障害基礎年金と障害厚生年金とがあり、病気や怪我によってはじめて医療機関に受診したときに加入していた年金により、受給できる障害年金が異なる。等級は1級 (重度) ～3級 (軽度) であり、障害の程度が重いほど年金額も多い。

②生活保護 (生活保護法)

　生活保護制度は、生活に困窮する人に対して困窮の程度に応じて必要な保護を行い、健康で文化的な最低限度の生活を保障し、その自立を助長する制度である。保護を受けたい本人が福祉事務所に出向いて受給申請を行うが、収入が国が定める基準の最低生活費に満たないとき、生活保護の受給以外に手段がない場合それを補うかたちで給付される。給付内容は、生活・教育・住宅・医療・介護・出産・生業・葬祭の8種がある。

③訪問看護 (介護保険、医療保険)

　1994 (平成6) 年に健康保険法の改正があり、老人医療の対象者以外のすべての年齢の在宅療養者に訪問看護が提供されることとなった。それ以後精神障害者も訪問看護の対象となり、医療機関や訪問看護ステーションで行う訪問看護は重要性を増し、件数も増加してきている。精神障害者の地域生活の継続を支えるために、日常生活上の相談・生活技能の訓練、病状悪化の防止や服薬の管理、対人関係の維持、家族関係の調整、社会資源の有効な活用などがケアに含まれる。そして、精神障害者が自分の希望や意思を大切にして、自分のもてる力を十分に生かして生活できるように支えることが重要である。

④成年後見制度 (民法)

　認知症や精神疾患などにより判断能力が不十分になっている人々は、自分に不利益な契約であってもそれを理解できずに契約を結んでしまい、不利益を被ることがある。成年後見制度は2000 (平成12) 年から施行され、家庭裁判所に選定された支援者 (成年後見人・保佐人・補助人) が本人の利益を考えながら、代理で法律行為を行

って本人が快適な社会生活を送れるように支援するものである。

　この制度は大別すると、判断能力が衰える前から利用できる任意後見制度と、判断能力が衰えた後に利用する法廷後見制度の2つがある。制度は後見・保佐・補助の3つがあり、判断能力の程度や本人の事情に応じて選ぶことができる。

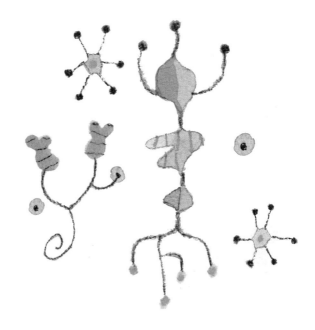

3 | 家族への支援

1 | 家族に期待されること

　家族員は相互に大きな影響を及ぼし、人格や精神の発達にも大きく作用する。家族のとらえられ方がいくつかの段階を経てきたことが、家族支援の変遷からうかがえる。

　精神障害者、とくに統合失調症者の家族についてフロム-ライヒマン（Fromm-Reichmann）は子どもが病気になるのは母親との関係が影響しており、病気の回復には母親との関係修復が必要であるとの考え方を提唱した。

　その後1950年代には、子どもに起こる問題は家族のコミュニケーションの歪みが関係しており、家族全体の病理であるという考え方へと発展して、家族関係の変化をはかろうとする家族療法が試みられるようになった。1960年ころからのブラウン（Brown）らの研究により「患者へのある種の感情表現が高い家族ほど再発率が高い」ことが明らかにされ、EE（expressed Eemotion：家族の感情表出）と名づけられた。

　1970代以降は、精神障害者の家族は機能不全に陥っているという見方が生まれ、心理教育や生活技能訓練（SST：social skills training）が体系化されて活発に行われるようになった。その後、家族は主体的な存在であってさまざまな状況を乗り越えていくことができる力を元々もっている集団であり、今は患者の発病に対する自責の念や患者の回復に対して無力であると感じているが、専門家の適切な支援によって自分たちのもてる力に気づいて十分に力を発揮できようになるというエンパワメントの考え方が受け入れられるようになった。また、その流れの中でストレングスの視点も取り入れられ、家族員個々が元来もっている強さや力に着目して支援することにも目が向けられてきている。

　では、わが国では歴史的にどのような支援がなされてきたのであろうか。

　一説によれば、すでに養老律令（718年）の時点で「家族は看護するもの」とされ、管理や世話を期待されていたという[5]。1900（明治33）年、精神病者監護法で家族は「監護義務者」となり、1919（大正8）年の精神病院法においても同様に、精神病者の保護拘束の義務をもたされた。1950（昭和25）年の精神衛生法の制定によって、精神病者を保護する者の名称は「保護義務者」となったが、治療協力などの義務内容には変更がみられなかった。1979（昭和54）年、精神病者の「家族教室」が開始されたが、内容は地域への啓もう活動であり家族の支援ではなかった。精神障害者の家族は長い期間「保護・監督」の義務を負わされていたが、この時点でさらに治療協力者に加えて「援助者」の役割も担わされることになった。

　家族が初めて「支援の対象」となったのは1995（平成7）年のことである。精神保健福祉法によって家族に対する相談事業などの施策が規定された。その後継時的に行われてきた改正により保護者の義務は軽減され、2013（平成25）年には「保護者制度」が廃止された。しかし、家族に代わる保護者が誰なのか明確ではなく、患者を世話するなかで家族の引き受ける精神的、身体的、経済的負担に変わりはない。

2 | 家族の状況

　入院期間短縮の流れのなかで、精神障害者を地域で支えるための資源は整備されてきているとはいえ、地域でのその重要な支え手としての家族への期待は依然大きい。

　家族のなかの誰かの病気は、身体疾患であってもなかなか受け入れがたいことであり、それが精神疾患であればなおさらのことである。とくに最初の異変の際、家族は精神疾患に関する知識の乏しさ、症状の激しさに接した恐怖や不安によって混乱し、患者の状態の変化に振り回されて疲弊した生活を余儀なくされる。

　支援の求めにより医療の介入が行われると、家族は患者と対峙する緊張と責任から解放され、患者の症状の軽減を目にしたり精神疾患の知識を少しずつ得ることで、次第に患者の病気を受け入れていく。

　しかし、病気の家族を抱えていることによって、病状がいつ不安定になるかわからないという不安、家族自身の体調や就労への影響、近隣との関係の疎遠や悪化などの困難は持ち続けている。また、患

者の発症に対する自責の念をもち、社会的偏見に対して苦悩や引け目を感じていることにも変化がない。

3 家族の支援

❶ 精神障害（者）に関する適切な情報の提供

　京都精神保健福祉推進家族会連合会による2010年度の調査では、患者の発病から病状が安定するまでに家族があるとよかったと思う支援として、身近に気軽に相談できる相談機関や専門家・夜間や休日に気軽に相談できる医療機関などがあげられているが、家族自身の困りごとや困難を主治医や他の専門職から尋ねられたことはないと答えた人が約5割に上った[6]。

　家族のニーズに合う情報がその時の家族に相応しいかたちで提供されたとき、家族にとって適切な情報が得られたということができる。家族心理教育などの一定の目的をもった専門職による情報提供の他に、アクセスしやすい相談窓口の設置や家族会で経験を共有する機会をもてることが家族への適切な情報提供につながる。

　予後への影響を考えたとき、早期に医療機関とつながることが必要であり、患者とその家族が、今患者の身に起きていることが精神疾患によるものであると認識できたうえで医療機関を受診してくれなければならない。そのためには、思春期・青年期の若者を中心に一般住民にこころの病と対処方法などの知識を普及させる必要がある。それらのことが社会的偏見の軽減と精神障害（者）の適切な理解につながる。

❷ 生活上の困難さの軽減

　精神障害者には幻覚や妄想などの陽性症状や気力や活動性が減退した状態を示す陰性症状のほかに、薬物療法などによっても改善しにくく生活遂行に支障をきたす認知機能の障害がある。「生きづらさ」などとよばれているが、その状態は家族の目には精神障害者がわざと怠けている、能力が全くないかのように映る。家族は日常生活をともにするなかで、この認知機能の障害にどう対処したらよいのか戸惑うことが多い。

　精神疾患に関する適切な知識を得ることに加えて、家族会などの

家族同士の交流の場や訪問看護の際に家族が困難に感じていることを出してもらい、認知機能の障害からくるものなのか、あるいは嫌だからやらないだけなのか一緒に考えてみるのがよい。

とくに同居の場合、家族は患者の面倒をみることに割く時間が多くなり、他の家族員に注ぐエネルギーや自分の自由な時間をほとんどもつことができない。

しかし、経過が長期に及ぶときは家族自身の生活を犠牲にすることは避けるべきであり、看護者は、ときには家族が患者から離れて病気になる前の自分たちの生活パターンを回復することの必要性を伝えることが大切である。患者自身も自分の病気が家族にマイナスの影響を与えていないと感じることで、家族に対する罪悪感を軽減させ家族は自分を支えてくれる存在であると認められるようになる。

家族の自由な時間を取り戻すために、自宅以外に「居場所」を確保する手段としてデイケアや通所施設など個人に合った資源を利用することは、患者と家族が適切な距離を保ち地域生活を安定して継続するために有効である。

4 家族を理解すること

家族の調査では対象者が親の立場である場合が圧倒的に多く、中でも母親が多い。精神障害は統合失調症をはじめとして多くが思春期・青年期に発症し、経過の長期化や患者の経済的自立の難しさなどから、親が面倒を見ることが多いことが関係していると考えられる。家族の体験を調査した結果からは、家族構成や患者との続柄などにより、病気の原因の受け止め方、病気の理解、患者への対応に違いが認められる[7][8][9]。

家族が当初、家族のきずなが崩壊するほどの危機を感じながらも自分たちだけで対処しようと試みて、結果的に患者との生活が限界に達してから第三者に支援を求めることになるのには、家族自身や世間がもつ精神疾患に対するスティグマが影響していると考えられる[10]。しかし、支援を受けるなかで適切な情報や相談者を得たりすることにより、家族はやがて患者の病気を受け入れ、自分たちなりの対応や将来への備えをするようになる（**図3-2**）。

家族を支援していくためには、家族への共感的理解を示しながら、まず信頼関係を築くことが必要であり、その際、家族内には相反す

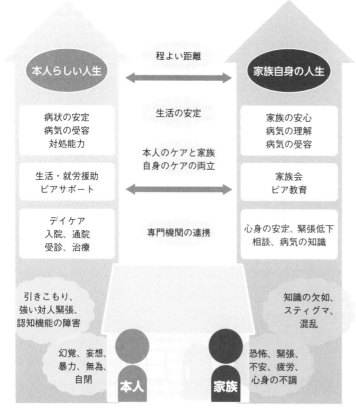

図3-2　家族のケアとリカバリー
(松田美枝ほか：本人が精神疾患を発症してから病状が安定するまでに経験する家族の困難と必要な支援、心理社会的支援研究、8：75、2018の図17を元に作成)

る意見やさまざまな感情をもつ複数の家族員がいること、患者だけでなく家族も時間の経過に伴い回復（リカバリー）していくことを忘れてはならない。

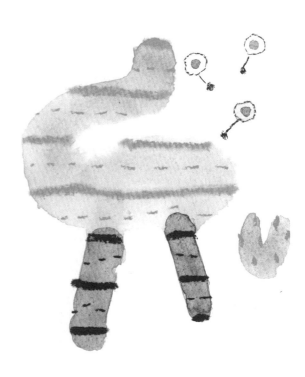

引用文献

1）池淵恵美：統合失調症の人の生きづらさから障害disabilityを考える、こころの回復を支える 精神障害リハビリテーション、p.2～5、医学書院、2019
2）池淵恵美：障害disabilityをもたらす基盤としての脳機能、こころの回復を支える 精神障害リハビリテーション、p.13～20、医学書院、2019
3）嶋本麻由ほか：精神障害者が持つセルフスティグマを増強させる要因と軽減させる要因、京都大学大学院医学研究科人間健康科学系専攻紀要：健康科学：health sience（2014）、9：11～19、2014（https://doi.org/10.14989/185397 より2019年10月22日検索）
4）内閣府：令和元年度版、障害者白書全文（PDF版）、第3章第1節 生活安定のための施策、図表3-2、https://www8.cao.go.jp/shougai/whitepaper/r01hakusho/zenbun/index-pdf.html より2019年9月2日検索
5）佐々木裕子ほか：精神障害者の家族支援についての文献研究―歴史的経緯と当事者研究から支援の方向を探る、名古屋市立大学大学院人間文化研究科人間文化研究、（1）：93～108、2003
6）松田美枝ほか：本人が精神疾患を発症してから病状が安定するまでに経験する家族の困難と必要な支援、心理社会的支援研究、8：61～79、2018
7）岩﨑みすずほか：統合失調症患者のきょうだいとしての体験－語りの分析から、日本看護研究学会雑誌、32（4）：101～109、2009
8）Eriko Mizuno et al.：Subjective Experiences of Husbands of Spouses With Schizophrenia；An Analysis of the Husbands' Descriptions of Their Experiences，Archives of Psychiatric Nursing，25（5）：366～375，2011
9）岩﨑みすずほか：統合失調症の子どもをもつ父親－病気への対処と向き合い方－、日本健康医学会誌、22（1）：36～42、2013
10）木村由美ほか：混乱時期における統合失調症患者の家族の体験、獨協医科大学看護学部紀要、11：41～55、2017
11）松田美枝ほか：本人が精神疾患を発症してから病状が安定するまでに経験する家族の困難と必要な支援、心理社会的支援研究、8：75、2018

参考文献

1）厚生労働省：精神保健福祉法（正式名称：「精神保健及び精神障害者福祉に関する法律」）について　みんなのメンタルヘルス総合サイト、https://www.mhlw.go.jp/kokoro/nation/law.html より2019年9月10日検索
2）厚生労働省：地域社会における共生の実現に向けて新たな障害保健福祉施策を講ずるための関係法律の整備に関する法律について　障害者総合支援法が施行されました、https://www.mhlw.go.jp/stf/seisakunitsuite/bunya/hukushi_kaigo/shougaishahukushi/sougoushien/index.html より2019年9月10日検索
3）厚生労働省：障害年金　みんなのメンタルヘルス総合サイト、https://www.mhlw.go.jp/kokoro/support/ 3 _05_03life.html より2019年9月9日検索
4）厚生労働省：生活保護制度、https://www.mhlw.go.jp/stf/seisakunitsuite/bunya/hukushi_kaigo/seikatuhogo/seikatuhogo/index.html より2019年9月9日検索
5）法務省：成年後見制度～成年後見登記制度～、http://www.moj.go.jp/MINJI/minji17.html より2019年11月4日検索

さくいん

数字・欧文

3−3−9度方式 ……………………………… 17
AA …………………………………… 112, 116
AC …………………………………………… 115
AN …………………………………………… 90
ARP …… 111, 112, 116, 118, 121, 122, 123, 124, 125, 126
Being ……………………………………… 14
BN …………………………………………… 90
BPSD ………… 69, 70, 71, 73, 74, 75, 77, 78, 81, 82, 83, 84, 85, 86, 87, 89
CDR ………………………………………… 72
CIWA-Ar …………………………………… 111
doing ……………………………………… 15
DSM- 5 …………………… 55, 72, 90, 92, 110
DUP ………………………………………… 11, 129
ECT ……………………………… 38, 55, 56, 74
EE …………………………………………… 138
f-MRI ……………………………………… 72
GCS ………………………………………… 17
HDS-R ……………………………… 72, 76, 77
ICD-10 ……………………………… 55, 110
IQ …………………………………… 19, 116
JCS ………………………………………… 17
L-アスパラギン酸カリウム ………………… 96
MA …………………………………………… 19
MCI ………………………………………… 70
mECT ……………………………………… 38, 56
MMSE ……………………………………… 72
N式老年者用精神状態尺度 ………………… 72
NaSSA ……………………………………… 56
NMスケール ………………………………… 72
SNRI …………………………………… 55, 56
SSRI …………………… 55, 56, 59, 62, 92
SST ……………………………………… 39, 138

和　　　文

あ行

アカンプロサート ……………………………… 112
アセスメント ……………………………… 28, 30
アダルトチルドレン …………………………… 115
アパシー …………………………………………… 71
アミロイドβタンパク質 ……………………… 71
アメンチア ……………………………………… 16
歩きまわり ………………………… 70, 77, 87
アルコール依存症 …………………………… 108
　　——による合併症 …………………………… 109
　　——の診断基準 ……………………………… 110
　　——は失っていく病気 ……………………… 109
　　——リハビリテーションプログラム ……… 111
アルコール健康障害対策基本法 ……………… 109
アルコール使用障害 …………………… 109, 110

　　——の診断基準 ……………………………… 110
アルコール離脱の重症度分類 …………… 110, 111
アルコホーリクス・アノニマス ……………… 112
アルコマ回復のステップ ……………………… 112
アルツハイマー型認知症 ………… 69, 71, 73, 76
アンダーウッド ………………………………… 23
アンヘドニア …………………………………… 20
生きづらさ ………………………… 128, 140
意識 ……………………………………………… 16
意識混濁の程度 ………………………………… 16
易刺激性と焦燥 ………………………………… 20
意志制止 ………………………………………… 21
異食症 …………………………………………… 90
意志・欲動の異常 …………………………… 21
依存症からの回復 ……………………………… 121
依存症治療においての大切な治療者の心得 … 114
依存症の人から求められている援助 ………… 121
依存的な問題行動（摂食障害） ……………… 92
移動支援 ………………………………………… 134
イネイブリング ………………………………… 115
意味記憶 ………………………………………… 18
イミプラミン …………………………………… 129
意欲・行動の障害 …………………………… 37
意欲の低下 ……………………………………… 55
医療保険 ………………………………………… 136
飲酒による安定と不安定 ……………………… 108
陰性症状（統合失調症） ………………… 38, 140
ウェクスラー法 ………………………………… 19
ウェルニッケ・コルサコフ症候群 …………… 111
宇都宮病院事件 ………………………………… 11
うつ病 …………………………………………… 72
うつ病相 ………………………………………… 54
英国看護協会 …………………………………… 8
エスキロール …………………………………… 10
エピソード記憶 ………………………………… 18
エリクソン ……………………………………… 93
エンパワメント ……………………… 41, 138
嘔吐 ……………………………………………… 111
オランザピン …………………………………… 38
オレム …………………………………………… 23

か行

介護給付 ………………………………………… 134
介護保険 ………………………………………… 136
外傷性健忘 ……………………………………… 19
解体型 …………………………………………… 36
改訂長谷川式簡易知能評価スケール ………… 72
快楽消失 ………………………………………… 20
過食症 …………………………………………… 90
家族の回復のための自助グループ …………… 115
家族の感情表出 ………………………………… 138
家族のケアとリカバリー ……………………… 142
家族への共感的理解 …………………………… 141
家族療法 ………………………………………… 93
家族を取り巻く２つの悪循環（アルコール依存症）…… 114

カタレプシー	21
ガレノス	9
感覚過敏	18
感覚鈍麻	18
関係妄想	20
監護義務者	139
看護システム理論	23
ガンザー症候群	19
観察	28
患者－学生関係	27
患者-看護師関係	24
患者にとっての病	15
患者の訴え	28
患者の権利擁護	11
患者の言葉	14
患者の状況	117
患者の健やかさ	27
患者の全体像	29
患者への接近方法の基本	25
感情	20
——の異常	20
感情失禁	20
感情障害	37
感情接触性の異常	20
感情調整薬	92
感情鈍麻	20, 36, 37
感情表出	26
感動錯覚	18
観念奔走	20
カンファレンス	32
緘黙	21
記憶	18
記憶機能	69
飢餓状態	92
既視感	18
希死念慮	54, 55, 57, 58, 59, 60, 62, 63, 68
機能訓練	134
気分障害	19, 54
——の症状	58
記銘力障害	18
逆行性健忘	19
共依存	115
共感	30
狭窄	16
居宅介護	134
共同生活援助	133, 134
共同生活介護	133
強迫観念	19
興味・喜びの喪失	55
拒食症	90, 91, 94, 97, 100
拒絶	49, 69
虚無妄想	20
距離	31
緊張型（統合失調症）	37
緊張病性興奮	21
クエチアピンフマル酸塩	38, 96
久里浜式アルコール症リハビリテーションプログラム	
	112
グループホーム	133, 134
呉秀三	11
クレペリン	10
クロルジアゼポキシド	129
クロルプロマジン	129
クロルプロマジン塩酸塩	38
訓練等給付	134
ケアホーム	133
計画相談支援	134
傾聴	25
軽度認知障害	70
ゲール	10
血管性認知症	69, 71
血統妄想	20
ケトン臭	92
幻覚	18, 37
衒奇	21
言語	20
健康保険法	136
言語機能	69, 81
幻視	18
幻嗅	18
幻触	18
幻聴	18
見当識	16, 17, 19, 69, 70, 73, 74, 81, 83, 111, 117
見当識障害	111
健忘	16, 18, 19
幻味	18
抗うつ薬	55, 56, 57, 59, 60, 62, 66, 92, 96, 129
後期離脱症候群	110
口語言語	20
抗酒剤	112
高照度光療法	55
抗精神病薬	28, 38, 40, 41, 48, 71, 92, 96, 111
厚生年金法	136
抗てんかん薬	92, 96
行動援護	134
行動症状	69
行動の抑制	55
行動療法	93, 96
抗不安薬	92, 111, 129
興奮	15, 16, 21, 37, 38, 59, 69, 74, 76, 77, 78, 83, 85, 87, 110
高齢者のうつ病	72
国民年金法	136
国連人権委員会	11
こころのバリアフリー宣言	12
骨粗鬆症	91
コノリー	10
コミュニケーション	30
コルサコフ症候群	19, 111
昏迷	37

さ行

罪業妄想 ———————————————— 20, 55
再摂食症候群 ———————————————— 92
再養育療法 ———————————————— 93
作業療法 ———————————————— 39, 93
作業療法プログラム ———————————— 112
させられ体験 ———————————————— 22
錯覚 ———————————————————— 18
サリヴァン ———————————————— 24
残遺型（統合失調症）————————————— 37
三環系抗うつ薬 —————————————— 55, 56
ジアゼパム ———————————————— 111
シアナミド ———————————————— 112
自我意識 ———————————————— 22
自我機能 ———————————————— 25
視覚障害 ———————————————— 111
自我障害 ———————————————— 37
視空間機能 ———————————————— 69
思考 ———————— 4, 16, 19, 22, 36, 37, 38, 41, 47, 54,
　　55, 58, 59, 62, 64, 65, 77, 92, 117, 128
　　——の抑制 ———————————————— 55
思考過程・会話の障害 ————————————— 37
思考干渉 ———————————————— 22
思考錯乱 ———————————————— 16
思考察知 ———————————————— 22
思考吹入 ———————————————— 22
思考体験の異常 —————————————— 19
思考奪取 ———————————————— 22
思考伝播 ———————————————— 22
思考内容の異常 —————————————— 19
自己誘発嘔吐 ——————————————— 90
自殺企図 ———————————————— 55
自殺リスクの高さ ————————————— 54
支持的精神療法 —————————————— 39
自傷行為 ———————————————— 91
自助グループ ———————— 111, 112, 114, 115, 121
ジストニア ———————————————— 38
ジスルフィラム —————————————— 112
施設入所支援 ——————————————— 134
自尊感情の低下 —————————————— 92
実行機能 ———————————— 69, 74, 128, 129
失語症 ———————————————— 20
疾病妄想 ———————————————— 20
嫉妬妄想 ———————————————— 20
支配観念 ———————————————— 19
自発性の減退 ——————————————— 36
自閉 ———————————————————— 38
社会生活技能訓練 ————————————— 39
社会的スティグマ ————————————— 131
社会的偏見の軽減 ————————————— 140
社会復帰促進 ——————————————— 11
ジャパン・コーマ・スケール ——————— 16, 17
シュヴィング ——————————————— 14
宗教妄想 ———————————————— 20

修正型ECT ———————————————— 38, 56
集団精神療法 ——————————————— 111
集団療法 ———————————————— 93
重度障害者等包括支援 ———————————— 134
重度訪問介護 ——————————————— 134
周辺症状 ———————————————— 69
就労移行支援 ——————————————— 134
就労継続支援 ——————————————— 134
就労定着支援 ——————————————— 134
出血性（血管性認知症）————————————— 71
障害者自立支援法 ————————————— 11
障害者総合支援法 ——— 5, 11, 132, 133, 134, 135, 143
　　——によるサービス ——————————— 134
　　——の給付・事業 ——————————— 135
障害年金制度 ——————————————— 136
小血管病性（血管性認知症）—————————— 71
焦燥 ———————————————————— 55
焦燥感 ———————— 57, 58, 61, 62, 63, 66, 111
情緒的交流 ———————————————— 26
常同行動 ———————————————— 71
常同症 ———————————————— 21
情報収集 ———————————————— 29
ショートステイ —————————————— 134
諸外国の精神医療 ————————————— 9
食行動 ———————————————— 91
食行動異常 ———————————————— 71
書字言語 ———————————————— 20
触覚障害 ———————————————— 111
自立訓練 ———————————————— 134
自立支援医療 ——————————————— 134
自立支援給付 ——————————————— 133
自立生活援助 ——————————————— 134
思路の異常 ———————————————— 19
心因性健忘 ———————————————— 19
心気妄想 ———————————————— 20, 55, 58
神経性過食症 ——————————————— 90
神経性やせ症 ——————————————— 90
振戦 ———————————————— 16, 110, 111
身体状態の確認 —————————————— 28
身体的異常（摂食障害）————————————— 92
信頼関係 ———————————————— 31
心理教育 ———————————————— 39, 93, 138
心理症状 ———————————————— 69, 70, 74, 77
睡眠障害 ———————— 55, 58, 59, 62, 63, 71, 73
頭痛 ———————————————— 111
スティグマ ———————————————— 141
ストレスコーピング ———————————— 41
ストレス脆弱性モデル ———————————— 23, 36
ストレッサー ——————————————— 41
ストレングス ——————————————— 138
ストレングスモデル ———————————— 130
生活介護 ———————————————— 134
生活技能訓練 ——————————————— 138
生活訓練 ———————————————— 134
生活障害 ———————————————— 12

生活のしづらさ ──────── 9, 12
生活保護 ──────── 136
精神医療審査会 ──────── 11
精神医療の歴史 ──────── 9
精神科看護 ──────── 8, 9
精神看護の構成 ──────── 9
精神科リハビリテーション ──────── 130
精神看護学実習の目標 ──────── 33
精神看護の援助 ──────── 12
精神看護の定義 ──────── 4, 7, 8
精神機能 ──────── 16
精神疾患 ──────── 12
精神障害 ──────── 12
精神障害者保健福祉手帳 ──────── 135
精神障害（者）の適切な理解 ──────── 140
精神症状 ──────── 41
精神遅滞 ──────── 19
精神通院医療 ──────── 134
精神年齢 ──────── 19
精神病者監護法 ──────── 10
精神病未治療期間 ──────── 11, 129
精神保健 ──────── 9
精神保健医療福祉 ──────── 12
精神保健及び精神障害者福祉に関する法律 ──── 8, 132
精神保健福祉の改革ビジョン ──────── 128
精神保健福祉法 ──────── 5, 8, 11, 130, 132, 133, 134, 135, 139, 143
精神保健法 ──────── 11, 132
精神力動論 ──────── 23, 24
成年後見制度 ──────── 136
清明 ──────── 16
生理不順 ──────── 91
摂食障害 ──────── 90, 91
摂食障害治療センター ──────── 90
セルフケア ──────── 23, 63
セルフケア行動 ──────── 45
セルフスティグマ ──────── 131
セルフモニタリング ──────── 31
セロトニン・ノルアドレナリン再取り込み阻害薬 ── 55
全健忘 ──────── 19
前向性健忘 ──────── 19
全生活史健忘 ──────── 19
選択的セロトニン再取り込み阻害薬 ──────── 55, 92
前頭側頭型認知症 ──────── 69, 71
せん妄 ──────── 16, 72, 75, 77, 110, 111
爽快気分 ──────── 20
双極性障害 ──────── 54
早期離脱症候群 ──────── 110
相互信頼 ──────── 31
喪失体験 ──────── 54
相談支援 ──────── 134
躁病相 ──────── 54
底つき体験 ──────── 112
疎通性の障害 ──────── 38
そばにいる ──────── 15

た行

退院後に飲酒を再開させる要因 ──────── 113
退院後の断酒率の変化 ──────── 113
大うつ病性障害 ──────── 54
ダイエット ──────── 90, 94
体感幻覚 ──────── 18
対人関係のプロセス ──────── 24
対人関係療法 ──────── 56
タウタンパク ──────── 71
脱抑制 ──────── 21
多発梗塞性 ──────── 71
多発梗塞性（血管性認知症） ──────── 71
単一病変（血管性認知症） ──────── 71
短期記憶 ──────── 18
短期入所 ──────── 134
炭酸リチウム ──────── 56
断酒会 ──────── 112
断酒補助薬 ──────── 112
単純型（統合失調症） ──────── 37
地域移行支援 ──────── 134
地域活動支援センター ──────── 134
地域生活支援事業 ──────── 133, 134
地域相談支援 ──────── 134
地域定着支援 ──────── 134
知覚 ──────── 18
知覚変容 ──────── 18
知的障害 ──────── 19
知能 ──────── 19
知能指数 ──────── 19
中核症状 ──────── 69
注察妄想 ──────── 20
聴覚障害 ──────── 111
治療共同体 ──────── 10
治療的意味 ──────── 15
治療的な自己活用 ──────── 24, 26
陳述記憶 ──────── 18
追跡妄想 ──────── 20
追想障害 ──────── 18
低灌流性（血管性認知症） ──────── 71
デジャブ ──────── 18
電気けいれん療法 ──────── 38, 55, 56
同一化 ──────── 31
同行援護 ──────── 134
統合失調症後抑うつ ──────── 37
統合失調症 ──────── 19, 36
外口玉子 ──────── 25
トラベルビー ──────── 24

な行

ニード論 ──────── 24
日本精神科看護協会 ──────── 8, 34
任意入院制度 ──────── 11
人間関係論 ──────── 24
認知機能障害 ──────── 69, 70, 71, 74, 75, 128

認知機能検査 ———————————— 71, 72
認知行動療法 —————————— 56, 93, 112
認知症 ————————————————— 19, 69
　　——の確定診断 ————————————— 71
　　——の経過 ———————————————— 70
　　——の行動・心理症状 —————————— 69
認知療法 ——————————————————— 56
脳血流シンチグラフィ ———————————— 72
ノルアドレナリン作動性・特異的セロトニン作動性
　　抗うつ薬 ————————————————— 55

は行

パーキンソン様症状 ————————————— 71
パーソナルリカバリー ——————————— 130
バイオ・サイコ・ソーシャルモデル ———— 117
徘徊 ———————— 69, 70, 71, 77, 81, 82, 83, 85, 87
破瓜型（統合失調症）———————————— 36
吐きだこ ——————————————————— 92
迫害妄想 ——————————————————— 20
発汗 ————————————————————— 111
発明妄想 ——————————————————— 20
バルプロ酸ナトリウム ——————————— 56
パレイドリア ————————————————— 18
ハロペリドール ————————————— 38, 111
反芻症 ———————————————————— 90
ビーアズ ——————————————————— 10
被毒妄想 ——————————————————— 20
ひとり歩き —————————————————— 69
ビネー法 ——————————————————— 19
ヒポクラテス ————————————————— 9
ピュサン ——————————————————— 10
病気を支える行動 —————————————— 115
病識の障害 —————————————————— 38
病態仮説 ——————————————————— 55
貧困妄想 ————————————————— 20, 55
不安 ———————————————— 37, 55, 111
福祉ホーム ————————————————— 134
服薬拒否 ——————————————————— 48
不注意錯覚 —————————————————— 18
ブラウン ——————————————————— 138
プレコックス感 ———————————————— 20
フロイト ————————————————— 10, 24
プロセスレコード —— 3, 4, 24, 31, 53, 68, 89, 107, 126
ブロマゼパム ————————————————— 96
米国精神科看護師協会 ———————————— 8
ペプロウ ————————————————— 24, 34
変容 ————————————————————— 16
暴言 ————————— 69, 76, 92, 98, 100, 103, 106
訪問看護 ——————————————————— 136
暴力 ————————————————————— 69
ホームヘルプ ———————————————— 134
保護義務者 ————————————————— 139
保護者制度 ————————————————— 139
補装具 ——————————————————— 134

ま行

マズロー ——————————————————— 24
まともさ ——————————————————— 15
万引き ———————————————————— 92
ミーティング ———————————————— 112
ミニメンタル・ステーツ ——————————— 72
無為 ————————————————————— 21
メンタルヘルス ————————— 8, 9, 34, 143
妄想 ————————————————— 20, 37, 55
妄想型（統合失調症）———————————— 36
朦朧 ————————————————————— 16
モノアミン仮説 ———————————————— 55
ものとられ妄想 ——————————————— 20

や行

薬剤性健忘 —————————————————— 19
ヤスパース —————————————————— 22
夕暮れ症候群 ———————————— 82, 83, 86, 87
陽性症状（統合失調症）———————————— 38
ヨーク・リトリート ————————————— 10
抑うつエピソード —————————————— 37
抑うつ気分 ————————————— 20, 54, 55
四環系抗うつ薬 ——————————————— 55

ら行

ライヒマン ————————————————— 138
ラコサミド —————————————————— 96
ラポール ——————————————————— 31
リエゾン精神看護 —————————————— 9
リカバリー ————————————— 13, 130, 142
リクソン ——————————————————— 93
離人感 ———————————————————— 22
リフィーディング症候群 ————————— 92, 96
両価性 ———————————————————— 21
療養介護 ——————————————————— 134
レジリエンス ———————————————— 41
レビー小体型認知症 ————————————— 69, 71
恋愛妄想 ——————————————————— 20
蝋屈症 ———————————————————— 21
ロールモデル ———————————————— 26
ロラゼパム ————————————————— 111
ロン・コールマン ——————————————— 13

わ行

ワイヤー ——————————————————— 10
わが国の精神医療 —————————————— 10

149

精神看護の看護過程

編著者	水野恵理子　岩﨑みすず
発行人	中村雅彦
発行所	株式会社サイオ出版
	〒101-0054
	東京都千代田区神田錦町 3-6　錦町スクウェアビル 7 階
	TEL 03-3518-9434　　FAX 03-3518-9435
カバーデザイン	Anjelico
カバーイラスト	和田慧子
DTP	マウスワークス
本文イラスト	和田慧子、日本グラフィックス
印刷・製本	株式会社朝陽会

2020 年 6 月 10 日　第 1 版第 1 刷発行	ISBN 978-4-907176-87-7　　ⓒ Eriko Mizuno
2021 年 4 月 30 日　第 1 版第 2 刷発行	●ショメイ：セイシンカンゴノカンゴカテイ
	乱丁本、落丁本はお取り替えします。